可視化ツールで成功に導く！

多職種連携を推進する
コラボレーション大全

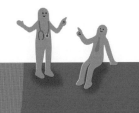

社会の変化とコラボレーションの変化

　日本の社会，特に保健・医療・福祉の領域は，一大転機を迎えつつあります。その大きな要因は，4つの大転換です。つまり，人口転換，健康転換，デジタル転換，そして資本主義の転換です。さらに温暖化する気候が，大規模な森林火災，干ばつ，洪水，南北極圏の氷や永久凍土の氷解，潮位上昇などをもたらしつつあり，4つの転換が進行すると同時に，地球環境の健康を取り戻すことも，まさに死活問題となっています。また，2019年末から新型コロナウイルス感染症が拡大しており，保健・医療・福祉，日本の社会のみならず，まさに地球規模の影響を及ぼしつつあります。

　これらの大きな変化は，人と人のつながり，人と組織とのつながり，組織と組織のつながりを大きく変化させています。これらの相互依存的で複雑な「つながり」は，協力，協働，連携，そしてコラボレーションのあり方をも抜本的に変化させています。つまり，グローバル（地球），ナショナル（国），リージョナル（地域）のレイヤーのそれぞれで，コラボレーションのあり方が変化しています。

　ある日，私は，東京大学大学院医学系研究科健康科学・看護学専攻で集中講義をしていました。多職種連携・地域連携を，専門のシステム科学のレンズを用いて，大きな変化を俯瞰して，現代医療におけるコラボレーションとイノベーションの意味やインパクトを大

学院の学生や教員の皆さんに対してレクチャーし，対話をしていたのです。この講義と前後して，本書の出版社とご縁をいただいて，拙著を執筆することになりました。このような経緯の中で，本書のベースとなったものは，今までの多職種連携やコラボレーションに関する実証的な研究成果と，それらをまとめた東京大学大学院での講義内容などです。

✦ コラボレーションを見える化して行動を変えよう

　ご縁あって，本書をこれから読んでくださる読者は，保健・医療・福祉の世界で働いている方々が多いと思われます。保健・医療・福祉をすべてカバーするヘルスケアの世界では，多職種連携・地域連携やコラボレーションは，安全や医療の質や効率を高めていく際に，避けては通れない重要なものとしてとらえられています。

　コラボレーションのあり方は，人口転換，健康転換，デジタル転換，そして資本主義の転換といった大きな変化に関係する重要なテーマです。また意外にも，私たち一人ひとりが抱く主観的な幸福感，健康感，不安感や他者とのかかわり合いにも深い関係があるのです。本書を手に取ったあなたも，家族，職場，コミュニティや医療機関，地域包括ケアシステムの中の誰かとコラボレーションをしていることでしょう。多職種連携やコラボレーションと無縁な人は一人としていないはずです。当たり前のように行っている多職種連携やコラボレーションなのですが，その実態を見える化することは，少なくとも日本においては，ほどんど行われてきませんでした。

　忙しい人も多いでしょうし，早く結論を聞かせろ，というせっか

ちな人もおそらくいることでしょう。本書の内容と結論をざっと先読みすると，次の4つの点となります。

1．これからのヘルスケアや多職種連携などの課題を上手に解決するためには，複雑な人間や組織の現象を「見える化」すべきである。

2．複雑な人間や組織の現象を見える化するためには，可視化ツールが必要である。

3．可視化ツールを使って課題や問題を見える化してから，組織行動を変容させることにつなげていこう。

4．上手に多職種連携やコラボレーションを進めるためには，<ruby>変化の方法論<rt>セオリー・オブ・チェンジ</rt></ruby>を体得すべきである。

　ならば，可視化ツールなんか使わずに，いきなり組織の中の人々の行動，組織そのものの行動を変えればいいじゃないか。そう思う人もいるでしょう。そうではないのです。そもそも組織行動というのは，コミュニケーション，意思決定，組織学習，組織行動，リーダーシップ，葛藤管理，交渉，イノベーション創発，イノベーション適応など，複雑で相互作用的な人と人，人と組織，組織と組織が織りなす社会的な現象です。

　現状はどうなっているのか，今までのやり方のどの部分に問題があったのかを理解せずに，とにかく変えようというのは，素っ裸で戦場に立つようなものです。よって，本書では，その理解の第一歩として，問題や課題を浮き彫りにする可視化ツールの活用にフォーカスしたいと思います。

　海外，特に社会科学の発展を主導してきた英語圏では，目に見えないものを目に見えるように可視化することに熱心です。私が主導

している国際共同研究では，多職種連携の実態，リーダーシップ，組織風土，心理的安全性，組織学習（どれも，多職種連携やチーム医療と関係が深いテーマばかりです）を可視化，つまり「見える化」する尺度を開発し，援用しています。これらの尺度は，日本国内の共同研究病院でも大変好評を得ています。目に見えない実態，課題，問題を浮き彫りにしてくれて，どこをどのように改善すれば結果や成果につながるのか，重要な手がかりを与えてくれるからです。これらのツールを，研究者だけが占有しているだけではもったいないので，本書で一挙に公開することにしました。どうぞ，ご自由にご活用ください。

2022年1月

学校法人東京農業大学・東京情報大学 看護学部

教授 松下博宣

　多職種連携やチーム医療にご興味のある方，問題意識をお持ちの方，自分が関与しているチーム医療に疑問をお持ちの方，多職種連携やチーム医療をうまくやって，安全レベルを向上させたり，医療サービスの質を上げたい。そのような気持ちを持っている方々ならば，この本から何かをつかむことができます。本書は次のようなタイプの読者を想定して書かれています。特に職種は問いません。

タイプ1：今現在，多職種連携やチーム医療のメンバーであり，モヤモヤと問題や課題を感じている方。

タイプ2：多職種連携やチーム医療について音頭をとって，引っ張る立場にいる方。

タイプ3：多職種連携やチーム医療をてこにして，医療機関などの臨床現場を活性化させたい方。

タイプ4：多職種連携やチーム医療をてこにして，ヘルスケア・マネジメントのあり方を改善させ，進化させたい方。

　ここでいったん本書を閉じて，あなたはタイプ1～タイプ4のいずれなのかについて，じっくり考えてみてください。選んだタイプが複数であっても構いません。

　タイプ1の方は，モヤモヤと問題や課題を感じながらも，その問題の正体については確信が持てない方が多いと思います。本書は，モヤモヤからシャープに問題のありかを特定する手法，特に可視化ツールに多くのページを割いているので，ぜひ参考にしてくださ

い。第1章からお読みいただくのがよいでしょう。

　タイプ2の読者は，リーダーとして悩み多き日々を送っていらっしゃるのかもしれません。本書は，悩みを「問題」に転換して，問題解決の手法を提示しています。まず，第5章から読みはじめ，その後第1章から順にお読みいただければと思います。リーダーの大きな役割は，行動変容です。そして，行動変容までもっていくためには対話と相互承認が必要となります。

　タイプ3に属する読者は多いのではないでしょうか。多職種連携やチーム医療には，表と裏，両方の側面があります。通常の専門書は，きらびやかな表の面を強調することが多いのですが，本書はそうではありません。多職種連携やチーム医療の負の側面，つまり，きちんとした多職種連携やチーム医療をやりたくても，そうはさせない阻害要因に向き合っています。そのような読者は第2章から読み進めてください。

　タイプ4は，病院長，診療部長，看護部長といった地域包括ケアシステムの核を担っている方々でしょう。本書は，今までになかった医療経営，ヘルスケア・マネジメントの体系を提示しています。人・モノ・カネ・情報の管理とは，全く異なるマネジメント論を説いています。それらが詳述されている第5章からお読みいただくのがよろしいでしょう。

本書のアウトライン
～本書をどのように読むのか？

　さて，本書は5つの章から成り立っていますが，順を追って各章の大まかなアウトラインを説明します。

　第1章は，本書の主題に実際的にアプローチしていきます。すなわち，コラボレーションの実態をデータ化，見える化するツール，尺度ツールについて説明します。コラボレーションという組織や個人の行動は，それ自体で完結するものではなく，多様な現象が絡み合っています。リーダーシップのあり方，組織学習のスタイル，メンバーが安心・安全を心から感じて仕事に取り組んでいるのか…。これらを明らかにするために，多職種連携協働の実態，組織学習，主観的幸福感，コンピテンシー（能力行動特性），コラボレーティブ・リーダーシップなどの可視化ツール（尺度）を紹介します。これらのうち，多職種連携協働の実態認識を計測する尺度は，筆者がリードする国際共同研究チームが開発・改善・応用しているものです。

　第2章は，可視化ツールを活用した多職種連携の変革ケーススタディを紹介します。第1章で紹介した可視化ツールは道具です。道具は目的ではなく手段です。切れ味のある，つまり，妥当性や信頼性が確立されている尺度という武器を，どのように組み合わせて，使い込むのか。これが重要です。幸い，筆者がリードする研究チームは，内外の大学や医療機関と密にコラボレーションしており，日本国内の多くの医療機関が共同研究病院として名を連ねています。それらの生きた実例を紹介します。

ちなみに，研究者は「データ→論文」という流れで仕事をしますが，筆者は，これにプラスして「データ→臨床現場・経営現場→患者のため」というルートを重視します。研究者が現場に深入りして，直接現場に変化をもたらす方法論をアクション・リサーチと言います。経営学，医療管理学，健康医療システム科学は，実際的，応用的な学問分野で，臨床や医療経営の現場で活きてナンボのものです。可視化ツールをいかに使い込むのかというテーマは，コンサルティングの領域に近いのですが，私は，可視化ツールをアクション・リサーチの手段として活用しています。

　第3章は，テーマを一転し，筆者独自のコラボレーションに関する進化論的な視座を共有します。人類史を概観してコラボレーション，つまり，他者と手を携えて協力することこそが，人類進化の原動力であったことを明らかにします。人は進化の過程で，ポジティブ感情やネガティブ感情を身につけてきましたが，実は，これらの感情と協力には深い関係があります。また，現代社会のイノベーションや，組織やチームに対するエンゲージメント（当事者として情熱的に深くかかわること）と協力は切っても切れない関係があります。イノベーションの創発装置として進化論のレンズでコラボレーションを見ると，現代日本の本質的な課題が明らかになります。自由闊達なコラボレーションが創発しているチーム，組織，地域，国は発展します。そうでないチーム，組織，地域，国は沈滞し，やがて滅亡します。

　第4章は，コラボレーションを実践することにフォーカスします。実践は素手ではできず，良き道具が必要です。コラボレーショ

ンを上手に行うための道具とそれらの使い方について考えを深めていきます。言い方を変えれば，これらは，変化の方法論<ruby>です<rt>セオリー・オブ・チェンジ</rt></ruby>。まずは，自分自身が変化して，良きリーダーシップを発揮する方法論を体得することが大切です。リーダーシップを皆の共有財産にして，時と状況に応じて，関係者の全員がリーダーシップを発揮することをシェアード・リーダーシップと言います。また，自由闊達なコラボレーションを触媒として促すリーダーシップのことをコラボレーティブ・リーダーシップと呼びます。第4章では，コラボレーティブ・リーダーの武器となるMACE（英語で，武器の矛の意味）を紹介します。多くの多職種連携協働を研究，コンサルティングした結果，筆者が導き出した変革のためのコラボレーティブ・リーダーの組織行動変容モデルです。MACEとは，Mission（対話でミッションを肚に落とし込む），Accommodation（アコモデーションで異なる価値観を併存させ，共通目的をシェアする），Collaboration（質問，対話，承認，葛藤マネジメントでコラボレーションを前進させる），Empowerment（ハートに届き，心に刺さるエンパワメントを駆動する）という4つの行動の頭文字をとってつないだものです。

　最終章となる第5章では，多職種連携協働やコラボレーション，そして関連するテーマを体系化して，新しい経営手法〜ニュー・ヘルスケア・マネジメントを提言します。健康観は，バイオ・メディカル完全健康観とライフ・ソーシャル満足健康観のスペクトラム（連続線）の上に立っています。ヘルスケアにかかわるすべてのシステムとそれらに関与する人々は，これらの健康観スペクトラムのどこかに立って，絶えず揺れ動いています。変化する健康観の中，

多職種連携は，従来，縦割りのタコツボを前提としてきたワークスタイルに対して，抜本的な変革を問いかけます。専門的には組織行動と呼びますが，ヘルスケアに関与する諸組織の組織行動を大きく変革していくためには，小手先の策では限界があります。今必要なのは，小手先の策ではなく，組織行動変容のためのニュー・ヘルスケア・マネジメント体系です。

　本書のような書籍は，とかく四角四面で堅苦しくなりがちですが，本書は趣向を変えました。ところどころに，筆者がかかわってきたクライアント病院・企業や海外の研究者との多職種連携協働やコラボレーションについての実際の体験，筆者にとって忘れがたいエピソード，ナラティブ，物語，対話，寓話が登場します。臨床現場でのいろいろな方々との雑談や対話は，筆者にとって必要欠くべからざる栄養ですが，その深い意味については本論で詳しく述べます。読者の皆さんにとっても，これらのエピソード，寓話，雑談，対話を，本書の地下に流れる伏流水として読んでいただければ幸いです。

CONTENTS

第4章

コラボレーションをシステミックに実践する
変化の方法論
セオリー・オブ・チェンジ

189

第5章

ニュー・ヘルスケア・マネジメント体系で 組織行動を変える
263

コラボレーションの実態をデータ化・見える化する方法

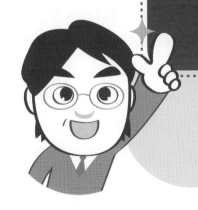

それは真夏のカナダ・オンタリオ州から始まった

　2019年，真夏。私は抜けるような青空のもと，地平線まで続くカナダ・オンタリオ州のハイウェイ401号線を，西方へレンタカーで飛ばしていました。カナダの夏の爽やかな風を切りながら，オンタリオ州特有の緑豊かな丘陵地帯を走り抜けるのは爽快です。

　3時間ほどの快適なドライブの後，やがて目的地のロンドンという街に着きました。ロンドンは，5大湖のオンタリオ湖の西，エリー湖の北，そして，ヒューロン湖の南にあります。もう200kmも走れば，アメリカ合衆国のミシガン州デトロイトはすぐそこです。ロンドンの街の北に広がる緑豊かな木立の中の渓谷の底には，滔々と流れるテームズ川。これらの名前から分かるように，イギリスからの移民が母国ロンドンを模して創り上げた街，それがオンタリオ州のロンドンです。

　旅行の目的は，この街にあるウェスタン大学のキャロル・オーチャード博士を訪問して，多職種連携に関して議論をすることです。同行したのは，文京学院大学の藤谷克己教授。彼と私は，毎年，学生を連れて，同じくオンタリオ州のブロック大学に短期留学のために滞在しています。ナイアガラの滝やトロントを学生と一緒に訪れるカナダの夏は楽しいものですが，私たちは，寸暇を惜しんで国際共同研究にも取り組んでいます。国際共同研究の一環として，オーチャード博士と会うことになったのです。

　ウェスタン大学はカナディアン・アイビーリーグの一つで，私が

卒業したアイビーリーグの一角のコーネル大学に雰囲気がとても似ていて，既視感さえ覚えます。キャンパスに林立する瀟洒な石造りの建物に，アイビーつまり蔦が絡まっているのを見て，カナディアン・アイビーという名前が意味するものがストンと腑に落ちました。

さて，オーチャード博士は，インタープロフェッショナル・コラボレーション（多職種連携協働）の領域で世界をリードする研究者の一人です。本書で紹介している多職種連携チーム評価スケール（Assessment of Interprofessional Team Collaboration Scale：AITCS）の開発者であり，また，カナダ多職種連携コラボレーティブ（Canadian Interprofessional Health Collaborative）の多職種連携協働ナショナル・コンピテンシー・モデル（Interprofessional Collaboration National Competency Framework）の策定をリードした中心人物です。

今や，世界中のヘルスケアには，インタープロフェッショナル・コラボレーションの一大ブームが訪れています。日本を含めて，世界中のこの道の専門家がカナダの多職種連携協働ナショナル・コンピテンシー・モデルを参照していると言っても過言ではありません。

待ち合わせ場所の「レストラン91」は，キャンパスの北にある小高い丘の上の木立の中にたたずんでいます。以前は，ウェスタン大学のファカルティ・レストラン，つまり，教授だけが使用を許されるレストランだっただけに，壁には歴代総長の写真が掲げられています。小奇麗で気品漂うレストランです。

私たちは真っ白なテーブル・クロスの上に乗った食事をとりながら，話に打ち興じました。世間話というか，今回，カナダに来た経

緯など一通りの話が終わってから，話の流れは，本題へと向かって
いきます。

「キャロル，なぜあなたは，多職種連携に情熱を注いで研究して
いるのですか？」

オーチャード博士のファーストネームはキャロルと言います。日
本語の慣習とは異なり，英語では，初対面でもファーストネームで
呼び合い，ストレートに見解を交わしながら，会話モードから対話
モードに突入することがままあります。この日のやりとりは，そん
な感じでした。

「…前の夫が…がんで…亡くなったの。それで，病院に足しげく
通って看病しているうちに，その病院のスタッフ同士のコミュニ
ケーションやコラボレーションがうまくいっていないことに気がつ
いたのよ。彼の死に，私は打ちひしがれたわ。あの頃，私の人生は
どん底だった。でも，彼の死を無駄にしたくなかったし，コラボ
レーションというテーマに向き合うことで，私は，なんとか立ち
直ったの」

研究者は，あまりパーソナルな話をしたがらず，研究テーマを対
象化，客体化したがるのが常です。キャロルの個人的な体験の吐露
には，いささか意表を突かれた感じがします。自身の身の上話を真
剣に語るキャロルは，逆に私に聞き返しました。

「で，ヒロはどうして？」

「いや，僕は，あなたのような人生の機微にかかわるような体験
からコラボレーションに興味を持ったわけではありません。学生時
代に，仲の良いサイクリング・クラブの仲間と，インドとネパール

を自転車で冒険したことがあるんですよ。その貧乏冒険旅行で，仲間と同じ方向を向いて走るってことを学び，その後の僕の人生は，いつも周りの人々とコラボレーションの連続でした。コラボレーションは，僕の人生の中心だったんですよ。でも，正直言って，僕はコラボレーションのことが，分かっているようでよく分かっていない。だから，こうして旅をしながら模索しているんです」

キャロルは，少女のように目をキラキラさせながら，私の話を聞いています。

「で，そんなちょっとした経験から始まり，医療管理学や健康システム科学の研究を細々と続けているのです。僕の共同研究病院やクライアントも，熱心にコラボレーションに取り組んでいます。死活問題として。病院は，チームで動いていて，そのチームの先には患者さんがいます。その患者さんは，生老病死の苦しさに直面しています。チームも苦しさに直面しています。僕も，ちょっとでも苦しさに向き合って，医療組織に少しでも貢献したいのです」

あまり良い答えになっていないな，と内心思いながらも，こう答えるしかありません。社会科学系の研究は，社会や組織が対象で，その先には，人，医療の場合は患者がいます。でも，社会や組織や人や患者の立ち振る舞いは，見えるようで，なかなか見えないことの方が多いのです。

「見えないものを見えるようにするのが，サイコメトリクス（計量心理学）よね。私は看護師として働いてから，教育学で博士をとって，サイコメトリクスに首を突っ込んだの」

「10年くらい前に，日本語でインタープロフェッショナル・コラ

ボレーションとリーダーシップに関する本を書いたことがあるのです。でも抽象的・規範的な議論は、つくづくイヤになり、多職種連携やリーダーシップの実態を計測する尺度を使って研究を深めることにしたのです」

「だから、ヒロは、私たちのチームがつくった尺度に興味を持ってくれたのね！」

「そうそう。現象を可視化しなければ、介入して変化させることはできませんよね。そのためには、いろいろな方法論が必要ですが、尺度は、それらの重要な一部だと思うんです」

　私は、カナダにやって来る前に、キャロルにメールを出し、この日に会うアポイントメントを取っておいたのでした。見知らぬ国で、見知らぬ人に会う。そして、いきなり初対面でもファーストネームで呼び合い、ざっくばらんにいろいろな話に打ち興じる。実に楽しいことです。

「昨年、ブロック大学のドーン・プレンティス教授とその仲間と勉強会をやっている時に、たまたま、キャロルが開発した多職種連携チーム評価スケールのことを教えてもらいました。で、日本に帰ってから、キャロルのスケールを丁寧に翻訳して、看護部長をやっている友人の病院で全職員を対象にデータをとってみたら、オモシロイ結果が出たんですよね！」

「あら、そうなのね！　それはよかったわ。これから私の研究室に来ない？　いろいろ見せたいものがあるわ」

　…ということで、キャロルの研究室に移動して、これまた弾丸が飛び交うような話になり、3人は国際共同研究の話に没頭したので

す。彼女は一抱えもあるような資料をわざわざプリントアウトしてくれ，わんさかと私に渡してくれました。話題の中心は，見えないものを見えるようにすることです。

それによって，社会科学，看護学，医療管理学，公衆衛生学など，ヘルスケア関連の学問は進化する。学問が進化すれば，社会もそれと共鳴して進化する。そして，そういったことが人間，患者にフィードバックすることができる成果となるのです。

そういう共鳴の媒介になるのが研究者の役割と言えば役割でしょうか。そんなオタクと言えばオタクな対話でした。でも，本書の主題に深く関係するテーマです。

コラボレーション，協力，協働とは？

国語辞典によると「協力」とは，力を合わせて努力して事に当たること。「協」という文字には，「調子があう，かなう，やわらぐ，和合する」というような意味があります。「三人寄れば文殊の知恵」という言葉がありますが，なるほど「協」という字の中には，「力」という文字が3つ入っているのは，心なしか象徴的です。

ちなみに英語のコラボレーション（collaboration）の語源は，ラテン語のコラボレタス（collaboratus）です。laborは「働く」を，coは「ともに」を意味するので，これらが合わさり，「ともに働くこと」「いっしょになって力を合わせる」が，そもそものコラボレーションです。よって，本書では，コラボレーションの訳語として協働，

協力という言葉を用います。英語のInterprofessional Collaboration
は，多職種連携協働となりますが，本書では，シンプルに多職種連
携とも表記します。

　協力と語意が似た言葉として，「共同」「提携」「連携」などもあ
ります。共同は，互いに同等の資格で事に関与するためにまとまる
こと。そして，協同は，心，力を合わせて事を行うためにまとまる
こと，を意味します。また，提携は，業務を効果的に行うためにつ
ながりを持つことを指します。連携は，同じ目的で何事かをしよう
とするものが，連絡をとり合って行うこと，となります。

　Barrら[1]は，「すべてのチームワークは協働であるが，すべての
協働はチームワークではない」と指摘します。つまり，チームワー
クは協働の一部（部分集合）ということであり，協働は多様な人々
が何らかの形でともに働くことですが，チームワークが成立する条
件は，協働よりも敷居が高いのです。Robins[2]は，「チームは，協
調を通じてプラスの相乗効果（シナジー）を生む，個々人の努力は，
個々の投入量の総和よりも高い業績水準をもたらす」と議論しま
す。つまり，チームワークには，個々の人間の，技術，知識，スキ
ル，コンピテンシー（能力行動特性），努力を含める投入量の総和
を超越する，何か特殊なことを生み出す機序が潜んでいるというこ

---

1) Barr, H., Koppel, I., Reeves, S., et al. (2005). Effective Interprofessional Education
Argument, Assumption & Evidence. Blackwell（高橋榮明監修，中山蒂子訳，IPE
大学連携統合事務局編：役に立つ専門職連携教育─議論・仮説・根拠，新潟医療福
祉大学，2011.）

2) Robins, S. P., (2005). Essentials of Organizational Behavior, 8th ed. Pearson ／Prentice
Hall.（スティーブン P. ロビンス著，高木晴夫訳：組織行動のマネジメント─入門か
ら実践へ，ダイヤモンド社，2009.）

とです。その機序が内在するものがチームワークであり，内在しない，あるいは，内在しても希薄なものが，協働であると言えます。

　そのような意味において，チームワーク，コラボレーション，協働，協力するスキルは，現代そして未来の社会の組織やワークスタイルにおいてのみ特有なものではありません。いや，むしろ現代社会の組織やワークスタイルの問題や課題を正確にあぶり出すためには，人類史を旧石器時代や縄文時代まで振り返り，現在と比較するダイナミックな視点が大切だと思います。そのため，第3章では，人類史を俯瞰して，コラボレーションの特質を探り，現代日本社会のコラボレーションのあり方を洞察します。

21世紀を切り開くコラボレーション・スキル

　現在，そして近未来の経済，社会，ビジネス，ヘルスケアは加速度的にグローバル化していきます。特にヘルスケアの世界は，グローバル化の影響をダイレクトに受けています。新型コロナウイルス感染症（COVID-19）は中国に始まり，世界中に一気に伝播しました。世界中の研究者が，毒性や感染力に関する研究をコラボレーションして行い，それらのデータ，情報，知識は，グローバルに共有されてきました。ワクチンの開発，グローバル人口にいかにスピーディに接種させるのかも，国際的な公衆衛生上のコラボレーションが求められます。地球規模で健康を考え，対応策を立案し，実施していくことをグローバル・ヘルスと言いますが，グローバ

ル・ヘルスはグローバルなマインドを持った人々のグローバル・コラボレーションなくして一歩も前進しません。「人がCOVID-19に感染するかしないか」は，ローカルな現象ですが，実は，グローバルな現象でもあります。COVID-19への対応のみならず，ビジネス，経済運営，政策などの分野において，ローカルとグローバルをつないで，思考し，行動する。このような思考と行動を実現するスキルのことを21世紀型スキルと言います。

　グリフィン[3]によると，21世紀型スキルは，思考の方法であり，働く方法であり，働くためのツールであり，世界の中で生きるための新しいスキルセットです。世界はますます複雑化すると同時に，相互依存^{インターディペンデンス}の度合いを増しています。国境をまたいで調整して，統合することが必要になるにつけ，一人ひとりが，共有された情報や新しい知識を使ってコラボレーションできるようにすることが求められます。また，情報を獲得して，その情報が何を意味するのかを理解して，行動につなげていくために，多様な人々とコミュニケーションするスキルも求められます。また，グリフィンは，21世紀に生きる人々は，学校や大学を卒業してから，10〜15のさまざまな仕事を経験すると予測しています。

　21世紀型スキルは，専門分野そのものに要求されるハードスキルとは異なり，多様な専門分野をつなぎ，活かす人間相手のソフトスキルです。21世紀型スキルの中核に位置するものは，コラボレー

---

3) Griffin, P., Care, E., (2012). Assessment and Teaching of 21st Century Skills. Springer Nature.（P．グリフィン他編，三宅なほみ監訳，益川弘如，望月俊男編訳：21世紀型スキル―学びと評価の新たなかたち，北大路書房，2014.）

ションするスキル，コミュニケーションするスキル，学習するスキル，リーダーシップを発揮するスキル，他者と自分をエンパワーするスキルです。このようなスキルは単にスキルというよりは，動機，姿勢，かまえ，態度，能力，行動に深くかかわるものです。その意味で，正確に言えば，21世紀型スキルのセットは，コンピテンシーのセットですが，コンピテンシーについては，第2章で詳しく触れます。第4章と第5章は，コラボレーションをてこにして多職種連携や医療機関のマネジメントを変容させていく方法に焦点を当てていますが，その核心は，21世紀型スキル，そしてソフトスキルの集団的なレベルアップです。

チェンジメーカーにとって多職種連携は無限のチャンス

　私は経営学から始まり，医療管理学へと進み，現在ではシステム科学のレンズでヘルスケアのイノベーションを俯瞰的に研究しています。イノベーションは，変化を起こそうとする情熱とスキルを共有するコラボレーションから生じます。そして，コラボレーションは，誰にでもできることなので，誰もがイノベーションに首を突っ込むことができます。アショカ財団を設立したウィリアム（ビル）・ドレイトンが言うように，「誰もがチェンジメーカーである世界」[4]は，ちょっと変わったことにチャレンジして，身の回りのコミュニ

4）Drayton, W.,(2006). Everyone a Changemaker：Social Entrepeneurship's Ultimate Goal. Innovations, 1, No.1.

ティを望ましい方向に変えてみようと思い立つことから出発します。「違うこと」をやることは素晴らしいし，「違うこと」から差異，価値が生じます。周りとはちょっと違うことをやって変化を巻き起こす人がチェンジメーカー※1です5)。

　さて，多職種連携が保健・医療・福祉を含む全ヘルスケアサービスで時々刻々と進行しています。縦軸に在宅志向と施設志向，横軸にキュアとケアをとると，既存の病院を中心としてヘルスケア全体に多職種連携，コラボレーション，相互依存の場が広がっていることが分かります。これらは実に複雑で相互に結びつき，時に強固に連携し，時に緩く協働し，一時も留まることを知りません。そこには，多様な専門職が日夜，行動し，さまざまなチームが活動しています。また，病院，診療所，訪問看護ステーション，福祉施設，在宅ケア……，これまた，実に多様なシステムが相互依存的に動いています。さらに，そこには医療政策，介護政策や人口動態，社会経済状況などのマクロ的な影響も降り注いでいます。

　要は，それぞれの主体ばかりを見るのではなく，それらの間のダイナミックな関係性を見ることによって，本質に迫ることができるのです。**図1**は，私が各地の講演会で頻繁に用いるスライドの1枚です。これを英訳してカナダでの研究会で「日本はこうなっている」という話をしたのですが，反応は意外なものでした。

※1　筆者が理事を務めた国際社会起業サポートセンターが，ビル・ドレイトン氏を招聘して，国際シンポジウム「Everyone a Changemaker─世界を変える社会イノベーション─」を開催したことがある。その報告は文献5)に詳しい。

5)　松下博宣：若い世代が追い求める，「勤勉」と「幸福」の間にあるもの，日経XTEC，2010.
　　https://xtech.nikkei.com/it/article/COLUMN/20100225/345070/（2021年10月閲覧）

■図1 ヘルスケアサービス・システムのケアシフト

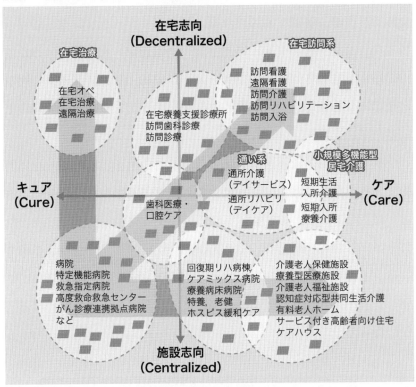

「おお，日本でもそうなっているのですね」

「従来，ケアの中心は病院でしたが，今や，ケアは病院のみならず，地域包括ケアシステムと言って，どんどん脱病院化しているのです。チェンジメーカーにとって活躍の場がすごく広がっているのですよ」

「カナダやアメリカでも同じですよ」

その後，この「ケアシフト」と筆者が読んでいる現象は，日本やカナダのみならず，ほとんど世界の先進国で現在進行中の現象であるということが了解されました。日本では，「地域包括ケアシステ

ム」と呼ばれていますが、要はヘルスケアについて、コミュニティ全体で、保健、医療、看護、介護、リハビリテーションなどのサービスを、家族、街、交通、移動手段、情報通信、衣食住といった生活の基本を含めて、チェンジメーカーが公助、共助、互助、自助などを組み合わせて、システム的に展開しようという動きは先進国で共通しています。

チーム医療、多職種連携、および関連する用語の出現傾向を経時的に分析した藤井は次のように指摘します。すなわち、「『チーム医療』は1970年代から増加しているのに対して、『職種間連携』は1990年代、『専門職連携』は2000年代と、遅れて増加しはじめている。また、『職種間連携』『多職種協働』は2000年代に急激に増加し、2010年代には、『チーム医療』に匹敵する頻度で使われるようになっている」[6]と。

ネットワークモデルの相転換とは？

このような動きと連動して、システム科学でネットワークモデルの相転換と呼ぶ現象が静かに進行しています。難しい響きがする用語ですが、ポイントは簡単です。**図2**に示すように、従来の病院モデルでは、病室に患者が入院して、多職種の専門職種が、廊下や通路を通って病室に行きサービスを提供します。地域包括ケアモデルでは、病室が「家」に転換し、多職種の専門職種は、道路やインター

6）藤井博之：地域医療と多職種連携．勁草書房，2019．

■ 図2 ネットワークモデルの相転換

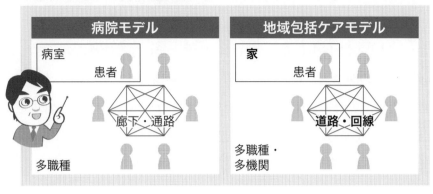

ネット回線を通して，家にいる患者や利用者に各種のサービスを提供することとなります。

ネットワークモデルの相転換によって，ますます有機的な多職種・多機関連携，相互依存的なコラボレーションが求められるようになってきています。もちろん，医療資源を集中させている大規模病院は，さらに高度な機能を実現すべく進化します。

医療機関は，多様な臨床スキルを持つとされる専門家が縦割りに配置されるタコツボが積み重なったような組織です。そして，多数ある専門分野の中で医師タコツボが最強・最堅固。細分化された専門職種の間には，専門職の内部に比べると，緊密な交流は少ないものです。職場ではほんの数メートル先で仕事をしていても，心理的な距離は10kmくらいはあるのではないでしょうか。長年同じ病院に勤めていても雑談さえしたこともない人々がたくさんいることに驚かされます。

なぜか？　その理由は構造的で輻輳（ふくそう）しています。まず，多様な専門家は，多様な養成課程で，それぞれの専門家集団によって養成さ

れます。その養成課程も，大学院，大学，短期大学，専修・各種学校などがあり，大っぴらに語られることは少ないのですが，学歴においても顕著な区分けがなされています。そして，それらの多様な養成課程の間でも，相互の交流がとても希薄です。大学院，大学，短期大学，専修・各種学校などからしてタコツボなのです。専門職は，養成課程，職場でそれぞれの専門学会や職能団体にリンクします。そして，それぞれの専門学会・職能団体も，横の有機的なつながり，交流が希薄であり，専門学会・職能団体も多くの場合，タコツボです。

　このように，医療専門職が関与する①養成課程，②病院の職場，③職能集団，④専門学会が，専門化・特化された①臨床スキル，②業務範囲，③価値観・行動規範，④学術的知見を多機関連携的に「強化」していることとなります。タコツボ体質の掛け算といってもよいかもしれません。

　輻輳したタコツボ強化は，必然的に制度的なタコツボのさらなる細分化，分断化を生み出すことになります。細分化，分断化がもたらすものは，職種間の壁や溝です。これらの隠微な壁や溝の存在のため，病院や地域での職場でのコラボレーション，多職種連携は言

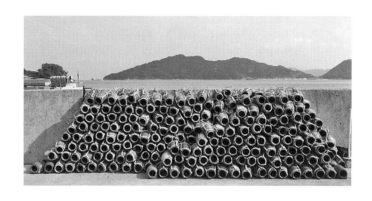

われるほどに容易ではありません。病院や地域包括ケアシステムにとって，多職種連携は大切なのだが，皮肉にも病院や地域包括ケアシステムの下部構造に，多機関連携的なタコツボ体質強化の慣性（物体に力が働かない限り静止を続けること）と陥穽（落とし穴）が埋め込まれ，横たわっていることを認識すべきでしょう。

　専門性の多様性は本来は，イノベーションの母胎です。しかし，せっかくの多様な専門性であっても，タコツボで分断されていたのでは宝の持ち腐れになってしまいます。実にもったいない話です。

　したがって，チェンジメーカーが壁や溝をぶち壊せば，そこには無限のチャンスが広がります。そんなに大きなことをしなくても，壁を少しだけ低くして，溝の深さを少しだけ浅くするだけで，いろいろな前向きな変化が起こるものです。詳細は，第2章で実例を交えて議論します。

見えないものの本質を可視化＝見える化する

　社会には見えるようで見えないものがたくさんあります。医療の世界でも見えるようで見えないものが多数あります。人の動機，認識，組織としての行動，モノゴトを学ぶ時のメカニズム，組織風土。そして本書の主要テーマの多職種連携協働も，見えそうでなかなか見えません。

　社会という存在も，私たちは，その一部として社会に埋め込まれているので，社会の隅から隅まで一目で見渡すことはできません。

たまたま生まれ育った家庭，地域，通っている学校の教室，仕事をしている会社の職場。社会構成主義の目線で言えば，そうしたものを通して，私たちは，社会というものを構成して，かろうじて社会として見立てています。だから，それぞれが，それぞれのやり方で社会を勝手に構成して，それらを「社会である」と勝手に見なしている，という側面があります。でも，「社会である」という人々の認識（幻想）には共通するものも多いので，それらを結びつけて，「社会」というように見立てています。

　組織も社会の主要な要素として埋め込まれているので，見えるようで見えません。私が仕事をしている大学も，敷地や建物は，歩き回れば，隅から隅まで見ることができるでしょう。しかし，教員や事務職員の心のうちは，お酒でも飲んで話し合って垣間見ることができても，隅から隅まで完全に見ることは不可能です。まして，組織の中で人々は複雑で相互に影響を及ぼす行動をします。モノゴトの根回しをして，意思決定をして，権限を委譲して，力を合わせたり，足を引っ張ったり，調整したり，評価したりします。

　社会学者のニコラス・ルーマンは，社会システムの根本的な構成要素をコミュニケーションであるとしました[7]。社会システムは，再帰的，自己参照的，自己言及的であり，絶えず意味を生成し，コミュニケーションを要素として持つ複雑なシステムです。社会でやりとりされるコミュニケーションをすべて把握し，とらえ，見るこ

---

7) Niklas Luhmann (1984), Soziale Systeme. Grundriß einer allgemeinen Theorie, Frankfurt：Suhrkamp.（N. ルーマン著，佐藤勉監訳：社会システム理論（上），恒星社厚生閣，1993., N. ルーマン著，佐藤勉監訳：社会システム理論（下），恒星社厚生閣，1995.）

とは不可能です。もっとも、だからこそ、理論社会学は、「理論」を通して「社会」を可視化・対象化しようとしています。この場合、理論は可視化のための枠組みです。

しかし、人や組織を十全にマネジメントするためには、それらを「外的なもの」「測定できるもの」としてとらえる必要が生じます。「外的な」ということは、対象化して、観察できるものにするということです。そして、「測定できる」ということは、それらの実態に対して、程度、強弱、大小、関係といったものを可視化できるようにすることが前提となります。

外的、測定できるものと把握して、初めて介入の方法や効果を計測することが可能となり、社会現象や組織現象に対してコントロール、経営が効くことになります。社会、組織、人間集団、人間を、外的かつ計測可能な観察対象とすることによって、社会科学（social sciences）は発展してきました。

人や組織を十全に操作するための実践が経営です。また、経営を執り行うための心理学、社会学、行動科学、哲学、原理、理論、モデル、方法論、教養や手法、コツや勘所を学術的に体系化したものが、いわゆる経営学です。ただし、現実の世界の組織は、なかなか実験の対象に成り得ず、組織の現象にも反復性が希少です。つまり、いくら体系的に構築された経営に関する理論やモデルであっても、それらは実は、仮説にしか過ぎません。

さて、アリストテレスの用語を使えば、経営現場での実践は泥臭い技術的な知（テクネ：techne）です。経営に関する学術は、学理（エピステーメ：episteme）です。しかし、実際に世の優れた企業

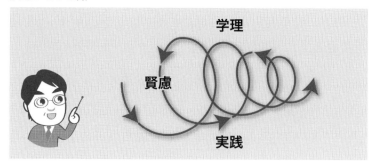

■図3 3つの知

や病院の経営者は，泥臭い技術的な知と学理の間を行ったり来たりして循環しながら，知恵をつけ，また知恵を上手に使います。この現場と学問の間を往還して実践に資していく知恵のことを賢慮（フローネシス：phronesis）とも呼びます（**図3**）。経営理論やモデルは，たとえ仮説に過ぎなくても，賢慮を醸成するために，何がしかの実践の役に立つことができればよい，という考え方もあります。

切れる刀＝科学的用具を使い倒そう

✦ 尺度とは

　尺度は科学的な用具の一つです。結論から言うと，切れる刀である科学的用具の代表として尺度があり，これらを活かさない手はありません。

　さて，尺度の科学的起源については諸説ありますが，ある学者が，学生を評価するにあたり，次のような5段階で評価したことが先鞭

であるとされています。

1．大変鈍い　　　2．遅くて鈍い　　　3．遅い

4．遅くて知的　　　5．速くて知的

　この120年前の尺度は，いささか古臭く見えます。今日では，尺度と言えば目盛り直線を用いるリッカート尺度を指すことが多いのですが，尺度が使われはじめた時代は，数字や記号で回答を求めるものが主流でした。

　質問票の尺度とは，あるトピック（トピックは人の認知によって構成されるので，構成概念とも言われます）に対するさまざまな意見を網羅する一連の回答選択肢です。リッカート尺度とは，この尺度の生みの親であるアメリカの社会学者レンシス・リッカートが提唱したものです。リッカート・スケールの信頼性は高いと評価されており，人が抱く認知，認識，行動などを測定する方法として定評があります。本書で紹介する尺度も多くはリッカート尺度を採用しています。

✦ 尺度を使う前に理解しておきたいこと

　ここから先の話は，やや専門的になりますが，大切な話です。ゆっくりでよいので，ぜひついてきてください。

　どのような尺度を用具とするにせよ，あらかじめ回答の選択肢を用意しておき，回答者に提示する質問の回答を選ばせることになります。リッカート尺度のアンケート質問の特徴は，5段階や7段階のスケールを使った質問です。一方の極端な意見からその対極にあ

る意見までを選択肢として与えます。通常，軽度の同意を示す選択肢や中立的な選択肢も含まれます。リッカート尺度が優れている点は，あるトピック（構成概念）に対する回答者の認知，認識，行動などに関する反応を調べることができる点です。

　ところが，調べたいこと（多くの場合，概念で表現されます）と尺度が一致していれば問題はないのですが，これらを一致させることは容易ではありません。本書でも紹介する，「協力」を調べる場合，人や組織の行動は多岐にわたり，いくつかの質問で「協力」という構成概念をとらえることは容易ではありません。それは「調整」や「パートナーシップ」も全く同じです。そこで，その尺度の質問が，蓄積されてきた科学的な知見から抽出された基準と合っているのか（正確には相関しているのか），その妥当性をきちんと見る必要が出てきます。これを基準関連妥当性（criterion-referenced validity）と言います。

　また，内容的妥当性（content validity）も検討する必要があります。この妥当性は，内容に関するものです。問題や質問の内容が測定したい領域を反映しているか。領域の範囲内から選ばれているか。領域から偏りなく選ばれているか。主として，これらが問われることになります。しかし，測定したい領域を完全に反映させ，かつ偏りなく，万遍なく選ぶことは，容易ではありません。

　科学において，論理実証主義が多大な影響を与えています。これは，観察される現象の背後に，一般的な法則性があるのだろうと想定し，それらを見つけ出そうとする姿勢です。このようなことを背景にして，構成概念妥当性（construct validity）の重要性が主張されます。

　例えば，病院の中で，いろいろな職種の人たちが集まって一緒に仕事をしている。それは，おそらく「協力」しているのだろう，と想定し，協力の実態をうまく言い当てる質問をつくります。その時に問われるのが構成概念妥当性です。言い換えれば，構成概念妥当性とは，構成された概念と具体的な尺度との関係がきちんととれているのか，ということです。他の要素が入り込む余地がないのか，何か大切なことが抜けてはいないか，ということを問うことになります。

　実は，これもかなり難しいことです。観察と測定にかかわる科学の発展の歴史と共に，構成概念妥当性の概念そのものも変化してきています。構成概念妥当性を，どのような要素によって正確に定義づけるのか。先ほど，他の要素が入り込む余地について説明しましたが，構成概念妥当性という概念それ自体も，実は他の要素が入ったり出たりを繰り返しています。構成概念妥当性を確立するのは，簡単ではありません。

　事実，過去，妥当性をめぐる専門家の議論は賛否両論で決着がついていません。何人かの研究者は，倫理や社会に及ぼす影響も構成概念妥当性に含めるべきだという主張をしました。しかし，Pophamは倫理や社会に及ぼす結果の重要性を認めた上で，それらを妥当性の概念に含めることについては，構成概念妥当性の概念を拡散させ混乱を生じさせる危険性が生じるので，反対であると表明しました[8]。また，Messickは，統一的妥当性の枠組みの中で構成

8）Popham, W. James and IOX Assessment Associates（1997),"Consequential Validity：Right ConcernWrong Concept", Educational Measurement：Issues and Practice, 16（2),9-13.

概念の証拠と，うまく協調して機能するかどうかについて検討する
のがよい[9]，とマイルドに主張します。そして，Messickは，妥当
性に関する基準として，次の6つを挙げています。落としどころと
しては，順当なものでしょう。

---

①内容的な側面：専門家による判断など

②本質的な側面：プロセスの分析など

③構造的な側面：因子分析など

④一般的な側面：信頼性など

⑤外的な側面：相関パターンなど

⑥結果的な側面：社会的影響やインパクトなど

心理学研究において主導的役割を果たしているアメリカ心理学協
会（American Psychological Association）は，妥当性とは，「真実，
正確さ，事実，または法則に基づいているという特徴である」と定
義し，次のように説明します。

「何らかの評価から得られた結論の妥当性や適切性を，経験的な
証拠や理論的な根拠が裏付ける程度のこと。妥当性には，研究課題
や推論の種類に応じて複数の形態がある。例えば，テストの妥当性
の3つの主要なタイプは，認められた基準との相関関係に基づく基
準妥当性，テストの基礎となる概念的変数に基づく構成概念妥当
性，テストの主題に基づく内容妥当性である。また，社会科学の分

9）Messick, S.(1995),"Validity of Psychological Assessment：Validation of Inferences
from Persons' Responses and Performances as Scientific Inquiry into Score Meaning",
American Psychologist, 50（9），741-749.

野では，生態学的妥当性，外的妥当性，内的妥当性，統計的結論妥当性などがある（筆者訳）」[10]

　構成概念妥当性とは，「テストや用具が，概念や特性，その他の理論的実体を測定することができる程度のこと。例えば，研究者が回答者の攻撃性を評価するために新しいアンケートを開発した場合，その用具の構成概念の妥当性とは，自己主張や社会的優位性などではなく，実際に攻撃性を評価しているかどうかということになる。実験の基本的な構成概念の妥当性を脅かす要因には，（ a ）構成概念とその運用上の定義の不一致，（ b ）さまざまな形態のバイアス，（ c ）さまざまな実験者効果や実験状況の側面に対する他の参加者の反応などがある。社会科学における構成概念の妥当性には，収束的妥当性と判別的妥当性の2つの主要な形態がある（筆者訳）」[11]

　収束的妥当性とは，あるテストや用具の回答が，概念的に類似したテストや用具の回答と強い関係を示す程度のことです。合意的妥当性とも言います。

　弁別的妥当性とは，あるテストや測定値が，基本的な概念構成要素が概念的に無関係な別の測定値からどの程度乖離するか（すなわち，相関しない）を示します。弁別するには，相関しないということを示すことが大切です。

---

10) American Psychological Associationホームページ：用語辞典
https://dictionary.apa.org/（2021年10月閲覧）

11) American Educational Research Association, American Psychological Association, and National Council on Measurement in Education（1985）, Standards for Educational and Psychological Tests, American Psychological Association：Washington.

前述した基準関連妥当性は，何らかの基準に即して，妥当なものかどうかをを判断するというものです。基準関連妥当性には，併存的妥当性，予測的妥当性，判別的妥当性があります。併存的妥当性は，ほぼ同時に実施された別の尺度との関連性の程度から判断します。予測的妥当性とは，本書の文脈に即して言えば，医療の質指標，効率指標，安全指標などアウトカムとの相関によって示される妥当性です。開発した尺度を用いて測定した後で，他の基準で別の要素を取り出し，両者の関連性を考えるというものです。判別的妥当性は，はっきりした基準で分けられた2つの群を，尺度のスコアから，どの程度，区別・判別できるのか，ということです。

　したがって，私たちは，一言で尺度と言っても，科学的なレンズで診て，妥当なものか，信頼できるものかを厳格に確認しなければいけないのです。

多職種連携・地域連携の実態を可視化する尺度ツール ～AITCS-Ⅱ-J

　さて，オーチャード博士と筆者が開発した日本語版多職種連携協働評価スケール（AITCS-Ⅱ-J）は，このような基準に照らし合わせて検討した結果，妥当性と信頼性がありました。また，世界中の研究者が翻訳して各国語で使用して，高い妥当性と信頼性があることを報告しています。

　AITCS-Ⅱ（23質問）の前バージョンのAITCS（37質問）は，英語圏のみならず，ドイツ語，スペイン語，ポルトガル語，フランス

語，スウェーデン語などの多言語に翻訳されて使用されています。AITCSは，これらの多様な健康，ヘルスケア文化を持つ国々の臨床現場で用いられています。また，プライマリーケア，病院，代替的な医療施設，会議への参加者，学生，地域ケアなどの場を含め汎用的に用いられています[12]。この尺度は，信頼性，妥当性（収束的妥当性，弁別的妥当性を含む構成概念妥当性）の面でも優れていることが，各国の研究者に報告されています。また，Leutzらが特定し，概念づけた多職種連携協働のパートナーシップ，調整，協働の3項目[13]を継承していることも構成概念妥当性が高い一つの根拠です。

　AITCSとは，英語圏で広範に用いられているヘルスケア関連の多職種連携協働の機能要件の程度を客観的・計量的に測定するスケールです。機能要件（functional requisite）とは，自動車で言えば，走る，曲がる，止まる，といった世界中のどの国で製造された自動車でも，基本的な機能の要件として具備すべきものです。多職種連携協働の機能要件は，パートナーシップ，協力，調整です。これらは，世界中の国，文化，医療機関，地域を問わず普遍的なものとして位置づけられます。

12) Orchard, C., Pederson, L. L., Read, E., Mahler, C., & Laschinger, H. (2018). Assessment of Interprofessional Team Collaboration Scale (AITCS) : Further Testing and Instrument Revision. Journal of Continuing Education in the Health Profession, 38 (1), 11-18.

13) Leutz, Q. N. (1999) Five Laws for Integrating Medical and Social Services : Lessons from the United States and United Kingdom, The Milbank Quarterly, Vol77, 77-109.

■ **資料1 日本語版多職種連携協働評価スケール（AITCS-Ⅱ-J）**

【教示文】
　AITCS-Ⅱ-Jは，チームメンバー間の多職種連携協働を測定するために開発された診断ツールです。AITCS-Ⅱ-Jは，専門家間のコラボレーション（チームがどのように働き，どのように行動するか）の特徴と考えられる23の質問で構成されています。尺度項目は，協働実践の鍵となると考えられる3つの要素を表しています。これらの下位尺度は（1）パートナーシップ（8項目），（2）協力（8項目），（3）調整（7項目）です。
　回答者は，項目に対する一般的な同意度を，1＝「全くない」，2＝「まれにある」，3＝「ときどきある」，4＝「ほとんどある」，5＝「常にある」の5段階で評価します。これらの評価により，23から115までのスコアが得られます。記入には約10分かかります。

パートナーシップ　8質問
1. 患者目標を設定するときは患者を巻き込んでいる。
2. 私が所属するチームはケアプロセスを決めるときに患者の要望に耳を傾けている。
3. 常時患者ケアについてミーティングを行い話し合いをしている。
4. 患者ニードに基づいて，健康やソーシャルサービス（家計，仕事，住まい，地域とのつながり，スピリチュアル）に関わる調整をしている。
5. 患者ケアについて話し合うためにチームメンバーとは首尾一貫したコミュニケーションをしている。
6. 患者個々のケア目標設定に関わっている。
7. 治療計画，ケアプラン等を立てるときは，多職種の知識やスキルを活用するために，多職種のメンバー，患者，家族に働きかけている。
8. 治療計画，ケアプラン等を調整するときには，患者や家族と一緒になって行う。

協力　8質問
9. チーム内では皆が力を出し合って協力している。
10. お互いが尊敬しあい信頼している。
11. 皆オープンで親切だ。
12. 振り返りと改善によってチームの機能に変化を加えている。
13. 異なる意見が出るときは，お互いが満足のゆく解決ができるよう努力している。
14. お互いができることとできないことを理解している。
15. チーム内で知識とスキルが共有されていることを理解している。
16. チームメンバーの間には信頼感ができあがっている。

調整　7質問
17. 職場には多職種協力（チーム医療）について独自の取り決めがある。
18. チーム内では，メンバーによって合意された目標が公平に分担されている。
19. チームミーティングでは，患者・家族を含めてオープンにコミュニケーションをとることが奨励され支持されている。
20. 対立や衝突を解決するためにあらかじめ決められた手順を活用している。
21. 変化する患者のニーズに応じてメンバーはチームリーダーをサポートしている。
22. 皆が一緒になってチームリーダーを選んでいる。
23. チームミーティングに患者を含めることをオープンにサポートしている。

松下博宣，市川香織，藤谷克己，ドーン・プレンティス，キャロル・オーチャード，石川弥生：急性期医療機関における多職種連携協働の実態を計測する―日本語版多職種連携協働評価スケール（AITCS-Ⅱ-J）の応用―，東京情報大学研究論集，Vol.23，No.2，P.11～23，2020.

AITCSの改良バージョンであるAITCS-Ⅱの日本語対訳を松下，オーチャードらは，行動研究の成果としてAITCS-Ⅱ-Jと命名して公開しています[14]（**資料1**）。AITCS-Ⅱ-Jの開発経緯については，文献14）を参照してください。

組織学習の実態を可視化する尺度ツール

　ある日，私は，共同研究者とオンライン会議でいろいろ話し合いをしていました。コロナ禍の影響のため，授業や学会は，オンラインにシフトしました。そのあおりで研究グループの会議も軒並み，2020年から2021年にかけてオンライン化しました。

　研究会議と言っても研究上のアイデアをざっくばらんに交わす井戸端会議のようなものです。その日のテーマは，医療安全と組織学習の方法へ思わず発展していきました。ヒヤリハット，インシデント，アクシデント，重篤な医療事故を通して，医療専門職はいろいろなことを学びますし，病院などの医療組織も組織として学習します。事故原因究明委員会などを立ち上げて，原因を究明し，膨大な文書を作成し，ファイルとして残します。

　「事故後，原因を調べあげて，文書を残すことが学習なのだろうか」

14）松下博宣，市川香織，藤谷克己，ドーン・プレンティス，キャロル・オーチャード，石川弥生：急性期医療機関における多職種連携協働の実態を計測する―日本語版多職種連携協働評価スケール（AITCS-Ⅱ-J）の応用―，東京情報大学研究論集，Vol.23，No.2，P.11～23，2020.
https://hironobu-matsushita.com/wp/wp-content/uploads/AITCS-II-J-Paper-Matsushita-and-Orchard-et.-al.pdf（2021年10月閲覧）

「いやいや，文書を残すことだけが学習だったら，その病院は終わりだよ。組織は，原因を追究し，事故の因果関係を明らかにして，それらを全員に周知徹底して，業務に関するシステムを改善したりして，いろいろなことを学ばなければいけないね」

「組織としての学びと個人としての学びは，同じなのか，それとも異なるのか。異なるとしたら，どのように異なるのかな」

「個人，チーム，そして組織。少なくとも 3 つのレベルの学習が連動して組織学習は進むんだよね」

そもそも，組織行動論や人的資源管理論を社会科学のアプローチで長年取り組んできた筆者は，組織学習とは切っても切れない関係があります。そこで，あるアイデアがひらめきました。

「そうだ，組織学習の実態を計測できる妥当性，信頼性のある尺度を探してみよう」

ということで，書斎のパソコンでネットで検索をかけると，ものの 5 分くらいで，面白そうな論文がヒットしました。「日本語版組織学習サブプロセス測定尺度の信頼性・妥当性の検証（石井他，2020)」[15] です。

ちなみに，インターネット検索でいろいろなことを調べることができる世の中になりましたが，検索の前段階の問題意識が大切です。私の場合は，問題意識を紡ぐには，異なるバックグラウンド，異なる専門を持つ人と，気の置けない雑談をするのが効果的です。

さて，ネットで遭遇した論文のアブストラクトにはこう書かれて

---

15) 石井馨子，武村雪絵，市川奈央子他：日本語版組織学習サブプロセス測定尺度の信頼性・妥当性の検証．日本看護管理学会誌，Vol.24，No.1，P.63 ～ 71，2020.

います。

「本研究は，企業の組織学習を測定する尺度としてFloresら（2012）によって開発された組織学習サブプロセス測定尺度（The Measurement Scale for the Organizational Learning Subprocesses）を原作者の許可を得た後に日本語版として翻訳し，原作者による逆翻訳版の確認を経た後，信頼性・妥当性を検証することを目的として医療施設の看護職を対象とした無記名自記式質問紙調査を実施した。2018年８月〜９月に国内１病院９部署266名の看護職に調査票を配布し，239名から回答を得た。原版と同じ【情報獲得】【情報分配】【情報解釈】【情報統合】【組織記憶】の５因子23項目の因子構造で確証的因子分析を実施し，構成概念妥当性を確認した。クロンバックの α 信頼性係数は全ての下位因子において0.7以上であった。基準関連妥当性，弁別的妥当性，時間的安定性も確認されたことから，作成した尺度は日本語版の組織学習サブプロセス測定尺度として使用可能なことが示された」[15]

これは使えそうだな，と思い，さっそく，この研究グループへ尺度使用の許諾を求めるメールを出しました。

すると，すぐに返信メールがきました。折り入って話をするためにZoomで会おうということになったのです。Zoomで会って話しはじめると，ビックリしました。教室を率いている東京大学大学院の武村雪絵准教授が，ニコニコしながらおもむろにこう言うのです。

「私，松下さんが書いた『看護経営学』という本，読んだことありますよ！」

アメリカ留学を終えて，日本に再び住みはじめて，ひょんなこと

【教示文】
　この質問票は，あなたの部署の状況を表している程度について，あなたの評価をお尋ねするものです。この設問に対する回答で不確かなものがある場合，できる範囲で必ずご回答ください。ご提出いただいた回答の秘密は保持され，調査の結果は他の方の結果と一緒に集計します。各質問があなたの部署全体についてどの程度当てはまるのか，以下の数字から選んでください。各項目に対してあなたの回答を選択してください。
以下の質問にすべてお答えください。
　1＝全くそう思わない，　2＝そう思わない，　3＝どちらとも言えない，
　4＝そう思う，　5＝強くそう思う

情報獲得
1　私たちは顧客や供給者その他事業関係者から学ぶ
2　私たちは常に他組織と比較しながら自分たちを評価する
3　私たちには院外から関連情報を入手するプロセス（方法）がある
4　私たちは既存の知識から新たな知識をつくり出す

情報分配
5　異なる領域の従業員同士が経験や知識を共有している
6　あるグループが学んだ教訓は他のグループと積極的に共有される
7　当院には，個人間で知識をやりとりするプロセス（方法）がある
8　当院には，組織全体に知識を伝える効果的なプロセス（方法）がある

情報解釈
9　私たち従業員一人ひとりは，新たな関連情報が示されたときに決断を再考する心構えがある
10　私たち従業員は，課題とコンセプトを深く理解しようと努める
11　私たち従業員はわからないことについて尋ねることをためらわない
12　私たち従業員一人ひとりは，何をするかだけでなく，なぜするのかを知ることに関心がある

情報統合
13　私たちは共通の理解に至るまで課題について話し合う
14　経営陣は組織のさまざまな部門・領域からの情報を統合する
15　私たち従業員は，課題や懸案を解決するために定期的に集まる
16　私たちは対話と論理的思考で合意に至るよう努める
17　当院は，同僚とのコミュニケーションを通じて経営ビジョンを共有することや理解しようとすることを重視している

組織記憶
18　私たちは情報を保持するために多大な努力をしている
19　私たちには情報を保存する効果的な仕組みがある
20　当院には公式なデータ管理機能がある
21　当院は業務のガイドとなる詳細な情報を保管している
22　特定の情報が必要な際に，従業員は誰がその情報を持っているか知っている
23　業務に必要な情報を得るのに，病院のファイルやデータベースを利用できる

註）マーカー部分は尺度原作者の許可を得て医療施設用に用語を変更した。原版の日本語版組織学習サブプロセス測定尺度では，「あなたの部署」は「貴社の組織」，「部署」は「組織」，「他組織」は「競争相手」，「院外」は「社外」，「当院」は「当社」，「病院」は「会社」として記載される。

石井馨子，武村雪絵，市川奈央子他：日本語版組織学習サブプロセス測定尺度の信頼性・妥当性の検証，日本看護管理学会誌，Vol.24，No.1，P.63～71，2020.

から日本看護協会の会長から依頼されて書いた本が,『看護経営学』という本でした。1990年代のことですから,随分前のことですが。

　話は,とんとん拍子で進み,この尺度（**資料2**）を有り難くも使わせていただくことになりました。それと同時に,武村准教授がリードしている東京大学大学院医学系研究科健康科学・看護学専攻にて,大学院の集中講義をすることになりました。テーマは,チーム医療の成果評価,多職種協働のためのコンピテンシー,イノベーション,コラボレーション,システム思考などです。そして,本書の冒頭で述べたような展開になったのです。

主観的幸福感を可視化する尺度ツール

　私は,アメリカのコンサルティング会社に在職中に,コンピテンシーの研究に脚を突っ込むことになりました。1990年から2000年くらいにかけて,日本の産業社会では,コンピテンシー・ブームが訪れていました。ハイパフォーマ（仕事がダントツにできる人々）の特性を調査して,それを人事に応用しようとするムーブメントです。

　当時の産業社会,医療界を含め,人事考課表には,「勤勉性」「協調性」「ストレス耐性」…といったおなじみの項目が,どの企業,どの病院でも判で押したように並んでいました。これらの項目は,組織を支配する（つまり経営する）側の暗黙的な期待（もしくは隠微な押しつけ）が,図らずも表現されています。「自分たちの都合,つまり,経営側の言うことをよく聞いて,まじめに,素直に,従順

に，嫌なこと，不条理，あつれきにも耐えて，頑張って仕事をやりなさい。そうすれば給料をもらえて，いっぱしの生活を続けることができる」ということなのでしょう。

　当の企業や病院経営者も，そのような人事考課を続けることの無意味さに気がついたのでしょう。とかく保守的になりやすい人事の分野にも，科学的な研究に基づいたコンピテンシー・アプローチを採用する企業や病院が増えはじめたのです。

　それは，こういうことです。ハイパフォーマの特性を研究して，それらの人々が保有しているコンピテンシーを明らかにして，採用，評価，人材開発，人材評価に活用して，企業を活性化させようということです。そうすれば，組織内にハイパフォーマが出現する確率が上がるだろう。このようなことが背景となり，私はいろいろな企業や病院によばれて，コンピテンシー・アプローチを応用して，実にさまざまなコンサルティング・プロジェクトや共同研究プロジェクトに関与することになったのです。

　コンピテンシー理論をつくり上げたMcClellandが最高経営責任者を務め，彼の一番弟子のLyle Spencerが活躍していたMacBerというコンルティング会社を，当時，私が働いていたHay Groupが買収したのです。このような経緯があり，私はコンサルティング・ツールとしてのコンピテンシー理論に深入りすることになったのです。

　私は，McClelland，そして，彼の一番弟子のLyle Spencer直々の非公開の集中セミナーに参加して，コンピテンシー・アプローチの要諦に触れていました。ハイパフォーマや凡百の人々に，インタビュー（専門的にはBehavioral Event Interviewと言います）して，

それらのナラティブをテキストに起こして，コーディングという認知科学的な手法を使って，コンピテンシーを抽出するのです。

　ハイパフォーマの特徴とは何か？　業界や職種を越えて，大多数のハイパフォーマは，高い専門的スキルを持ち，研鑽に余念がありません。また，何か（something different）を実現したり，達成したりしようとする並々ならぬ意欲があります。そして，身の回りにヒューマン・ネットワークを築いていて，絶えず拡張する人間関係の中で，良い仕事をしているのです。

　多様な業界，多様な専門職に対して，インタビューやコンピテンシー分析を行う中で，コンピテンシー・アプローチだけでは説明がつかない面白いことに気がついたのです。それは，仕事がダントツにできる連中は，実に楽しそうに仕事をして，凡百な連中に比べると，「ハッピーな雰囲気」が彼ら彼女たちの奥深いところから馥郁と醸し出されているということでした。もちろん，幸せであることの要素や受けとめ方，表現は，十人十色，いやそれ以上に多様なものです。だから正確に言えば，私は，「主観的な幸福感に裏打ちされたハッピーな雰囲気」に気がついたのです。

　多職種連携を進めて行く上で見過ごされがちな主観的幸福感は，案外，大きなポイントとなります。詳細は第2章および第3章で扱いますが，ここでは，尺度ツールのみを紹介します（**資料3**）。

▌資料3 主観的幸福感評価スケール

【教示文】
次の各質問について，７段階の選択方式で回答してください。
　１点：まったく当てはまらない。　　　５点：少し当てはまる。
　２点：ほとんど当てはまらない。　　　６点：だいたい当てはまる。
　３点：あまり当てはまらない。　　　　７点：非常に当てはまる。
　４点：どちらともいえない。

人生満足尺度テスト[*1]
１．ほとんどの面で，私の人生は私の理想に近い。
２．私の人生は，とても素晴らしい状態だ。
３．私は自分の人生に満足している。
４．私はこれまで，自分の人生に求める大切なものを得てきた。
５．もう一度人生をやり直せるとしても，ほとんど何も変えないだろう。

自己実現と成長[*2]
６．私は有能である。
７．私は社会の要請に応えている。
８．私のこれまでの人生は，変化，学習，成長に満ちていた。
９．今の自分は「本当になりたかった自分」である。

つながりと感謝[*2]
10．人の喜ぶ顔を見たい。
11．私を大切に思ってくれる人たちがいる。
12．私は人生において感謝することがたくさんある。
13．私は日々の生活において，他者に親切にし，手助けしたいと思っている。

前向きと楽観[*2]
14．私はものごとが思い通りにいくと思う。
15．私は学校や仕事での失敗や不安な感情をあまり引きずらない。
16．私は他者との近しい関係を維持することができる。
17．私は人生で多くのことを達成してきた。

独立とあなたらしさ[*2]
18．私は自分のすることと他者がすることをあまり比較しない。
19．私に何ができて何ができないかは外部の制約のせいではない。
20．自分自身についての信念はあまり変化しない。
21．テレビを見るときはあまり頻繁にチャンネルを切り替えない。

[*1]の質問はWilliam Pavot & Ed Diener（2008）The Satisfaction With Life Scale and the emerging construct of life satisfaction, The Journal of Positive Psychology, 3：2, 137-152, DOI：10.1080／17439760701756946のSatisfaction with Life Scaleの５質問（Uchida et al.（2008）が訳したもの）を引用。
[*2]の質問は前野隆司：実践ポジティブ心理学，PHP研究所，2017.を引用。

16）William Pavot & Ed Diener（2008）The Satisfaction With Life Scale and the emerging construct of life satisfaction, The Journal of Positive Psychology, 3：2, 137-152, DOI：10.1080／17439760701756946

17）Uchida, Y., Kitayama, S., Mesquita, B., Reyes, J. A. S.,& Morling, B.（2008）. Is Perceived emotional support beneficial? Well-being and health in independent and interdependent cultures. Personality and Social Psychology Bulletin, 34, 741-754.

18）前野隆司：実践ポジティブ心理学，PHP研究所，2017.

能力行動特性を可視化するリストツール

　コンピテンシー（competency）は，1970年代，McClellandが心理学の概念であったコンピテンシーの概念をビジネスに応用したことから注目されはじめました。1980年代から2000年にかけて多くの研究者により定義が示されました。コンピテンシーに関する最初の研究は，ハーバード大学の心理学者のWhite（1959）にまでさかのぼります。

　今日，コンピテンシーという用語は広範に用いられていますが，当初はコンピテンス（competence）という用語の方が頻繁に用いられていました。例えば，Whiteはコンピテンスという用語を「環境と効果的に相互作用する有機体の能力」[19] と定義しました。その後，McClelland（1973）は，結果として現れた行動だけでなくその行動を裏づける思考パターンにも焦点を当てて一般化できるコンピタンスの定義の必要性などを主張しました[20]。McClellandの系譜に立つBoyatiz（1982）は，コンピテンシーを「ある職務において効果的かつ（もしくは）優れた業績という結果を生む人の持つ根源的な特性である」[21] と定義しました。

　その後，McClelland，Boyatizの系譜を継承したSpencer（1993）は，コンピテンシーとは，「ある職務または状況に対し，基準に照

---

19) White, R. W.(1959). Motivation Reconsidered：The Concept of Competence. Psychological Review, 66, 297-333.

20) McClelland, D. C.(1973). Testing for Competence Rather Than for "Intelligence". American Psychologist, 1-14.

21) Boyatzis, R. E.(1982). The Competent Manager. Willy.

らして効果的，あるいは卓越した業績を生む原因としてかかわっている個人の根源的な特性である」[22]と定義しました。

　コンピテンシー概念は欧米では人材開発や人材評価のシステムに必要不可欠な要素として受け入れられ，その後，日本においても能力成果主義の導入と共に取り入れられるようになりました。看護職におけるコンピテンシーの本邦初の研究としては，松下（1991）が，優秀な業績を示す総婦長，婦長，一般看護婦について重要と考えられるコンピテンシーについて特定しています[23]。

　今日，コンピテンシーを記述する際に，前述のような学術的な系譜で構成概念妥当性が確立されてきた記述によらず，能力特性にかかわる記述をすべてコンピテンシーと呼称するような乱用・濫用が見受けられます[24]。ここでは，このような乱用・濫用的な「コンピテンシー」ではなく，学術的系譜の中で継承されてきたコンピテンシーを紹介します。

　そもそも，知識やスキルといったものは目に見えやすいのですが，成果を生み出す前提となる動機，資質，能力，行動力といったものは，大変見えづらいものです。本書の主題に即して言えば，可視化の余地は大きいと言えるでしょう。McClelland，Boyatiz，Spencerと連綿と続いてきたコンピテンシー学派の功績の一つは，従来，ほとんど可視化されていなかった職業人の能力行動特性を20のリス

22) Spencer, L. M., and Spencer, S. M. (1993). Competence at Work, Willy. （ライル・M スペンサー，シグネ・M スペンサー著，梅津祐良，成田攻，横山哲夫訳：コンピテンシー・マネジメントの展開，生産性出版，2001.）
23) 松下博宣，日経ヘルスケア：看護危機を乗り切る　ナーシングストラテジー，P.248，日経BP社，1991.
24) 松下博宣：多職種連携とシステム科学—異界越境のすすめ，日本医療企画，2020.

▌ 資料4　コンピテンシーのリスト

- **リーダーシップ**：組織全体の方針，戦略，ビジョンを示し，その方向に組織を動機づけ動かす能力
- **指導力**：危機的状況，環境変化の中で職位を背景に要求・指示によって状況を好転させる行動力
- **育成力**：育成場面，機会を積極的に設定してOJTを行い周囲の人々を開発する力
- **チームワーク**：チームの一員として，目標達成に向けて協調的な行動をとる能力
- **達成指向性**：より高い成果を達成しようとする意欲や挑戦的な目標を達成しようとする傾向
- **イニシアティブ**：将来起こり得る問題やチャンスを予測し行動を事前に起こす能力
- **徹底性**：仕事や情報が正確で質が高く，また要求どおりであることを徹底して追求する力
- **情報志向性**：情報を早く正確に，かつ幅広く収集する力
- **対人影響力**：説得したり納得させたりして，自分や組織の目的達成に必要な関係者のサポートを得る能力
- **関係構築力**：人々と友好的関係やネットワークを構築し，維持する姿勢
- **組織感覚力**：公式，非公式の力関係，風土を見抜き，それらを効果的に活用する能力
- **分析的思考能力**：より詳細に状況を比較・検討・分析し，効果的な対応や計画を立てる力
- **概念化**：ものごとや出来事のつながり，隠れたパターンを認識して見抜き，状況を統合的に理解する力
- **専門性**：職務に関する専門的，技術的知識を高めそれらを活用する能力
- **対人感受性**：人の気持ち，感情を察知して的確に理解し配慮できる能力
- **顧客志向性**：顧客ニーズを満たしたいという動機をもとに，顧客ニーズに応えることに努力を集中する力
- **自信**：問題解決，課題達成を効果的に行い，成果を上げることができるという信念
- **セルフ・コントロール**：ストレス状況の中でも感情的にならず，ネガティブな反応を回避する能力
- **柔軟性**：さまざまな状況，人間，グループや組織に効果的に対応するための行動特性
- **自発的努力**：組織が高い成果を実現することや，仕事の成果を高める行動を自発的にとる能力

松下博宣：多職種連携とシステム科学—異界越境のすすめ，
日本医療企画，2020.

トとして可視化したことです。

　ここで紹介するのは尺度（スケール）ではなく，可視化された能力行動特性のリストです（**資料4**）。このリストを活用することによって，自己評価やある特定の役割を遂行する際に必要となる能力行動特性を把握する一助にすることができます。

組織風土に潜む多職種連携の課題を明らかにするテキストマイニング・ツール

　尺度やリストもツールですが，言語化された言葉そのものも，有効利用できれば，立派なツールとして活用することができます。

　ここでは，組織風土の中に潜む多職種連携を阻害したり，促進したりする要因を探る方法を紹介します。方法と言っても，尺度やリストを使うものではなく，対象となる人たちに自由に記載してもらった文章をテキストマイニングにかけることにより，阻害要因や促進要因を可視化するものです。

　組織に身を置いて働く人は，組織風土（organizational climate）に影響を与えるのと同時に，逆に組織風土から直接間接に影響されるものです。組織風土は，人が影響してつくり上げるという意味では，カタチはないものの人工的な存在で，複数の人々が複雑に影響し合い，明確な要因が特定されにくい性格を持つため，その把握は容易ではありません。しかし，組織風土は，少なくとも次の3点において重要です。

　第1に経営資源としての組織風土です。松下（つまり筆者ですが）によると，経営資源としての組織風土とは，従業員の意識，態度，行動にあるパターンを与えるものであり，トップからボトムまで浸透している価値観，考え方，ものの見方，仕事の進め方の根幹に横たわる暗黙的な影響因のことです[25]。

25）松下博宣：看護経営学　看護部門改造計画のすすめ　第4版，P.179，日本看護協会出版会，2006.

　第2に組織の健康志向の動向です。組織で働く人間が健康でなければ組織の健康を維持することはできません。組織や職場が健康であるための条件を明確化して，組織風土の健康化に資する方向です。例えば福井らは，産業精神保健の視点に立って，アメリカ国立労働安全衛生研究所（NIOSH）の先行研究をレビューすることにより「健康職場モデル」を提起しています[26]。

　第3は，患者安全との関連です。病院による深刻な医療過誤が発覚する際に，しばしば組織風土にかかわる問題が指摘されてきました。医療過誤の温床として，あるいは，その構造的根幹として，組織風土の問題が横たわるという批判です。このような系譜に立ち，Westらは，組織風土が患者に対する医療サービスの質や安全，従業員の職務満足にも影響を与える因果関係を実証的に示しモデル化しています[27]。

26) 福井里江，原谷隆史，外島裕他：職場の組織風土の測定―組織風土尺度（OCS-12）の信頼性と妥当性，産業衛生学雑誌，Vol.46，No.6，P.213～222，2004.

27) West, M. A., Topakas, A. and Dawson, J. F.(2014). Climate and Culture for Health Care Performance, In Schneider, B. and Barbera, K. M.(eds.), The Oxford Handbook of ORANIZATIONAL CLIMATE and CULTURE：335-359, Oxford University Press, NewYork.

相互作用不安尺度

　相互作用不安尺度は，Learyによって作成された尺度[28]を岡林・生和が日本語に翻訳し，修正したものです[29]。翻訳された修正版対人不安感尺度の下位尺度である相互作用不安尺度は，多くの研究で対人不安傾向の測定に用いられてきました。岡林・生和において，尺度の信頼性を示すα係数は十分な値を示しており，因子的妥当性があることも示されています[29]。全7項目を5段階尺度で評定してもらい，それらを合計することで対人不安傾向得点を算出します（**資料5**）。

▎資料5 相互作用不安尺度

【教示文】
　以下の各項目について，あなたは自分にどの程度あてはまると思いますか。全くその傾向はない，少しあてはまる，ややあてはまる，かなりあてはまる，非常にあてはまるの5つの中から選んでください。

1．私は知らない人の集まりの中にいると，いつも居心地が悪い。
2．私は先生や上司と話をしなければならないと，そのことが負担になる。
3．私はパーティーなどで，しばしば不安になったり不快な気持ちになったりする。
4．私は同性の人でも，あまり親しくない人と話すと時々緊張する。
5．私がもし仕事で人と会わなければならないとしたら，そのことがかなり気がかりとなる。
6．私はあまり親しくない人に電話をかける時，そのことが苦になる。
7．私は偉い人に話しかける時，いつも緊張する。

岡林尚子，生和秀敏：対人不安感尺度の信頼性と妥当性に関する研究，広島大学総合科学部紀要Ⅲ，Vol.15，P.1〜9，1991.

28）Leary, M. R.(1983). Social anxiousness：The construct and its measurement. Journal of Personality Assessment, 47（1）, 66-75.
　　https://doi.org/10.1207/s15327752jpa4701_8（2021年10月閲覧）
29）岡林尚子，生和秀敏：対人不安感尺度の信頼性と妥当性に関する研究，広島大学総合科学部紀要Ⅲ，Vol.15，P.1〜9，1991.
　　https://ir.lib.hiroshima-u.ac.jp/files/public/3/30258/20141016174239429547/StudInfoBehavSci_15_1.pdf（2021年10月閲覧）

コラボレーティブ・リーダーシップ尺度と心理的安全性評価尺度

資料6は，オーチャード博士と共同開発した日本語版コラボレーティブ・リーダーシップ尺度です。従来は28質問でしたが，因子分析や適合度分析を経て，12質問版として簡略化しました。「相互尊重と支え合い」「責任の共有」「チームメンバーへのエンパワメント」の3つの下位尺度によって成り立っています。

コラボレーティブ・リーダーシップの機能は，指示命令，権限集中，戦略策定ではありません。自由闊達なコラボレーションを触媒として促すリーダーシップのことをコラボレーティブ・リーダーシップと言います。相互尊重と支え合い，責任の共有，エンパワメントを活性化する触媒のようなリーダーによって，コラボレーティブ・リーダーシップが実現されます。

資料7は，日本語版心理的安全性評価尺度です。近年，日本の医療機関でも注目が集まっている心理的安全性がどのくらい尊重されているのか，どの程度浸透しているのかを評価する尺度です。

心理的安全性の感じ方の違いには，リーダーのさまざまな行動が影響します。例えば，リーダーが発するメッセージや態度が，チームメンバーがミスを認めたり，ヒヤリハット，インシデントを報告したり，助けを求めたり，自由闊達なアイデア交換を促したり，阻害したりします。つまり，医療安全や医療の質を高めようとする時，自分たちの職場の心理的安全性はどのレベルなのか，心理的安全性をしっかり担保できているのか，ということが重要になります。

【教示文】

　日本語版AICLSは，開発者であるErin Sinclair & Carole Orchardの許諾を得て作成されたものです。本日本語版AICLSは「多職種協働チームのヘルスケアサービスの質に対するインパクトの国際的実証研究」（研究課題／領域番号19K10491：研究代表者松下博宣）および「多職種連携協働におけるリーダーシップ機能解明に関する実証的国際共同研究」（研究課題／領域番号21K10309）の一部として開発されました。

　AICLSは，カナダのインタープロフェッショナル・コンピテンシーフレームワークのドメインである「コラボレーティブ・リーダーシップ」に取り組むために開発されたツールです。このツールには，「相互尊重と支え合い」「責任共有」「チームメンバーへのエンパワメント」という3つの次元が含まれており，コラボレーティブ・リーダーシップを測るための特性と考えられる12のステートメントで構成されています。コラボレーティブ・リーダーシップとは，患者・家族を含むチームのすべてのメンバーが，患者が達成可能で望ましい健康上の成果を得ることを支援するために，共に働くことの価値を受け入れ，資産を共有することによって，グループをリードする能力を共有することです。

　多職種連携協働する場面におけるリーダーのふるまいについて，次の項目を，1＝「全くない」，2＝「まれにある」，3＝「ときどきある」，4＝「ほぼある」，5＝「常にある」の5段階で評価します。評価の結果，5〜40点のスコアが得られます。回答には約7分かかります。

相互尊重と支え合い

（1）リーダーは，メンバーを支援し，グループのチームワークに対する貢献を正当に評価している。

（2）リーダーは，チームメンバーが互いの専門性を重んじるように奨励している。

（3）リーダーは，チームメンバーがケアプランを作成するにあたり，補完的な個々の能力（知識，スキル，および専門性の共有）を活用することを奨励している。

（4）リーダーは，すべてのチームメンバーが自由に意見を述べる機会を持てるようにしている。

（5）リーダーは，チームメンバーが共有した成果を有意義かつ価値あるものと見なすように促している。

（6）リーダーは，チームメンバーが提案した変更をサポートし，受け入れている。

責任の共有

（7）リーダーは，チームの意思決定の過程で，チームメンバーそれぞれが自分のやるべきことに責任を持つように促している。

（8）リーダーは患者や利用者のケア計画策定において，意思決定過程を共有するために，多くの意見をまとめ集約することに注意を払っている。

（9）ケアの計画が実施される時には，チームメンバーの能力に応じて，作業を偏りなく分担している。

チームメンバーへのエンパワメント

（10）チームメンバーは患者や利用者が協働的リーダーになれるようにサポートしている。

（11）チームメンバーは求められれば，率先してチームをリードする能力を発揮している。

（12）チームメンバーがお互いを指導し合い，チームを効果的にリードできるようにしている。

© E. Sinclair & C. Orchard, 2021（Original version）
© H. Matsushita & K. Fujitani 2021（Japanese version）

松下博宣ホームページ：連携協力の科学Collaboration Science
コラボレーティブ・リーダーシップ尺度（2019年12月18日公開）

▌資料7 日本語版心理的安全性評価尺度

【教示文】

7つの質問に対して，次の7段階のうち，もっとも当てはまると思うものを選んでください。

1．全くそのとおりだ，2．そのとおりだ，3．ややそのとおりだ，

4．どちらでもない，5．ややそのとおりではない，

6．そのとおりではない，7．全くそのとおりではない

1．もし私がこのチームでミスをしたら非難されることが多い（R）

2．このチームメンバーは困難な課題も提起することができる

3．このチームのメンバーは自分と違うことを理由に他者を拒否することがある（R）

4．このチームではリスクを冒しても大丈夫だ

5．このチームメンバーに対して助けを求めにくい（R）

6．このチームには私の成果をわざと台無しにするような行動を取る人は誰もいない

7．このチームのメンバーと仕事をする中で私のスキルと才能は尊重され活かされている

（R）は反転質問。

Edmondonson（1999），千葉美恵子，山本さつき：【実践報告】「心理的安全性」に基づく手術室のマネジメント，看護管理，Vol.31，No.5，P.396，2021.を千葉らの許諾を得て一部修正

日本語版心理的安全性評価尺度を用いれば，職場や職種ごとの心理的安全性を可視化することができます。

30）松下博宣ホームページ：連携協力の科学Collaboration Science コラボレーティブ・リーダーシップ尺度（2019年12月18日公開）
https://hironobu-matsushita.com/materials/（2021年11月閲覧）

31）千葉美恵子，山本さつき：【実践報告】「心理的安全性」に基づく手術室のマネジメント，看護管理，Vol.31，No.5，P.396，2021.

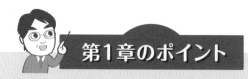

第1章のポイント

- 多職種連携やコラボレーションは，コミュニケーションに依拠している組織的，社会的な現象である。

- 多職種連携やコラボレーションの実態は，正確に見えるものではない。そのため印象論や客観性のない議論になりやすい。これでは抜本的な改革や改善はできない。

- そこで，妥当性，信頼性のある科学的尺度を選んで上手に使えば，よく見えない現象の本質や問題を可視化することができる。

- 可視化されたデータを用いて，関係者で深く議論し対策を講ずることが大切である。

- 本章で紹介した，多職種連携や組織学習の実態，主観的幸福感，能力行動特性，組織風土に潜む阻害要因などを可視化するツールを有効に活用することで，看護管理，医療管理を進化させることができる。

可視化ツールを活用した多職種連携の変革ケーススタディ

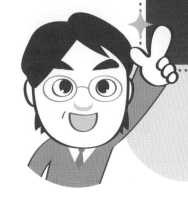

第2章では，第1章で見たいくつかの可視化ツールを実際の医療機関にて実施し，どのようなことが分かったのか，また，それぞれの医療機関が，何をどのように改善・変革・イノベートしたのかについて9つの事例を紹介します。

多職種連携協働サーベイのステップは，**図1**のようになります。このサーベイは，プロジェクトとして，研究者と医療現場の実践者がチームをつくり，緊密なコラボレーションを行いながら実施します。全体のタスクは，「A．メソッド（方法）マネジメント」「B．クライアント（共同研究病院）マネジメント」「C．リサーチアウトプットマネジメント」の3つの領域に分かれます。主要なタスクは，**図1**のように10項目ほどあり，一部を連動させながら進めていきます。

▌図1 多職種連携協働サーベイのクリティカルタスク

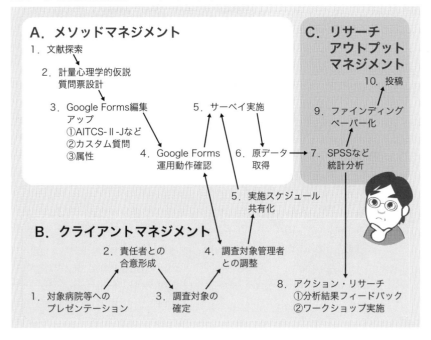

多職種連携協働調査をタダで行う方法

　ひと昔前，このようなサーベイは質問紙を多用しましたが，それではあまりにも非効率的です。地球環境のためにも紙をたくさん消費するのは良いことではありません。そこで，Google Formsに質問や属性を格納して，クラウドにアップし，研究者と医療機関所属の従業員がアクセスできるようにシステムを構築します（**図2**）。今日では，この種のウェブサービスは多数あるので，安全性，堅牢性が高く，使い勝手が良いサービスを選べばよいでしょう。SSL（Secure Socket Layer）技術という暗号技術が実装されているサービスを選択して，目的にあったサーベイシステムを構築することができます。SSL技術は，ウェブサーバとウェブブラウザとの通信でやりとりされるデータの暗号化を実現する技術です。

▋**図2 クラウドコンピューティングサーベイ**

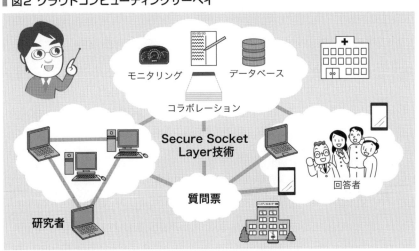

筆者は，サーベイ参加者に，院内の各所に貼られたQRコードを
プリントしたポスターからQRコードをスマホ，タブレットに取り
込んでもらい質問紙に直接アクセスしてもらうという方法を用いて
います。そして，堅牢なクラウド環境に格納されている質問票に
１回限りという制限をかけて，回答を得ています[※1]。質問コンテ
ンツやデータベースもクラウド内でマネジメントできるので，効率
的かつ効果的です。クラウド内に蓄積された回答結果データを即
刻，ダウンロードしてエクセルでスプレッドシート化し，さらに
SPSSなどの統計ソフトで分析できます。このように，紙による質
問紙に比べ労力は20分の１程度に抑えることができます。

　2020年から2021年にかけては，コロナ禍の影響で緊急事態宣言
がたびたび発出されたので，頻繁に医療機関に出向くことができま
せんでした。しかし，クラウドコンピューティングの無料サービス
を上手に使えば，非常に効率的にサーベイ・プロジェクトを実施す
ることができます。

　ちなみにサーベイの結果報告会も，オンラインで行うことが増え
ています。そのような場合には，ZoomやTeamsのようなオンライ
ン・ミーティングやセミナーをサポートするサービスを活用します。

[※1]　2021年７月10日付で，「Web調査の有効な学術的活用を目指して」という提言が
　　　日本学術会議社会学委員会「Web調査の課題に関する検討分科会」（委員長佐藤
　　　嘉倫東北大学教授）からリリースされている。社会・組織調査におけるWeb調査
　　　の意義・問題点，利活用のあり方を報告している[1]。
[1]　日本学術会議社会学委員会Web調査の課題に関する検討分科会：提言　Web調査の
　　　有効な学術的活用を目指して，令和２年（2020年）７月10日.
　　　http://www.scj.go.jp/ja/info/kohyo/pdf/kohyo-24-t292-3.pdf?fbclid=IwAR3Ca0TDs
　　　TP0WWD5apkja-DIMJoQK-F1Q5CQcALNFLr-9RJHBUDHOS6__KA（2021年10月
　　　閲覧）

看護とリハビリテーションの間の壁を見える化~A病院

 ## A病院の概要

A病院は，地方都市に所在し，地域に根を下ろしたリハビリテーション病院として，他の急性期病院や福祉施設，訪問看護ステーションなどと連携を取りながら，リハビリテーションそして関連する医療サービスを提供し，在宅復帰などをサポートしています。

効果が上がらないリハビリテーション

2000年に回復期リハビリテーション病棟が創設された頃から，リハビリテーション界隈の制度的な変化が目立つようになってきました。回復期リハビリテーションは，高齢者をターゲットとする場合は，寝たきり予防のみならず，ノーマライゼーションの一環として，集中的リハビリテーションを提供し，在宅復帰などをサポートすることを目的としています。2016年度の診療報酬改定では，日常生活動作評価法であるFIM（Functional Independence Measure：機能的自立度評価表）による評価方法が導入されました。入院時から退院時までのFIMスコアの伸びで，リハビリテーション効果を測定し，在院日数と合わせて算出する実績指数によりアウトカム評価を行います。

2014年には回復期リハビリテーションは7万床を超えるくらいに増加しています。回復期リハビリテーションには，医師，看護師，

理学療法士（PT），作業療法士（OT），言語聴覚士（ST），ソーシャルワーカー，栄養士などさまざまな職種からなる多職種が連携して業務にあたります。A病院でも，もちろん多職種連携に取り組んでいますが，多職種の間には「壁」があり，その壁の内側には，いろいろなわだかまりが溜まっていました。

前述したFIMとは，食事や移動などの"運動ADL"13項目と"認知ADL"5項目から構成され，各項目を7点：完全自立〜1点：全介助の7段階で評価します。FIM1点当たりの介護時間は1.6分と設定されており，110点で介護時間0分となります。ところが，職種によってFIMに対する受けとめ方，認識がマチマチでした。

リハビリテーションという名称にもかかわらず，入院してから症状が悪化することに対応するために，急性期を含めた亜急性期機能をも持たざるを得なくなり，各職種による連携は決して十分とは言えない状態でした。このような状況の中，特に，看護部門とリハビリテーション部門を対象にサーベイを実施しました（**図3，4**）。

✦ 明らかになった権威勾配

コラボレーションする時，効率よく仕事を進めるためにリーダーを置くことが一般的です。このような状況で，リーダーと他のメンバーとの間の力関係を権威勾配と言います。一般的に，権威勾配が緩い場合，そのチームは自律分散的であり，逆に急な場合は，リーダーに一定の権威が備わっていて集権集中的なチームとなります。

医療チームにおいては，患者の存在，患者ニーズが中心に来ます。その時，患者が発する「○○先生」という呼称は，職種間の権威勾

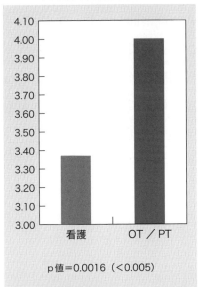

■図3 A病院：看護師と
OT／PTのAITCS-Ⅱ-Jの
23項目平均得点比較

p値＝0.0016（＜0.005）

©2021「多職種協働チームのヘルスケアサービスの質に対するインパクトの国際的実証研究」（19K10491）科研チーム

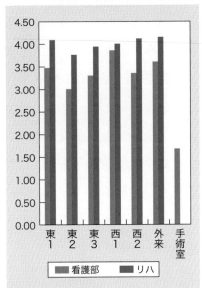

■図4 A病院：看護部とリハビリ
テーション部のAITCS-Ⅱ-J
23項目平均得点の部署別比較

©2021「多職種協働チームのヘルスケアサービスの質に対するインパクトの国際的実証研究」（19K10491）科研チーム

配を医療サービスの受益者が決定するという側面が隠微に織り込まれることとなります。

　患者は，医師やリハスタッフに対しては「先生」という呼称を恭しく使いますが，看護師に対しては，「看護師さん」や名前で呼ぶという「慣行」も微妙な影を落としていました。日本的なウェットな問題ですが，看護師から見れば，療養上の世話を一手に引き受けながらも，多職種連携のある種のハブ的な役割を帯びつつ，患者からは自分たちの存在が正当に認知されていないのではないか，というある種歪んだ自己役割や権威勾配に対する認知がありました。

　いずれにせよ，長年の壁と溝を可視化して部門を越えてシェアし

た効果は大きなものでした。部門の垣根を越えて，課題を直視して，対話することによって，看護師とリハビリテーション系セラピストの役割分担を話し合い，問題は解決の方向に向かいました。

　ちなみに，Ａ病院とは別となりますが，船橋市リハビリテーション病院では，人為的に形成された権威勾配を解消してチームのつながりを深めるため，医師，理学療法士，作業療法士，看護師，栄養士など全スタッフが同じユニフォームを着用し，お互いを「さん」づけで呼び合っています。カナダやアメリカの優良病院では，どの職種もファーストネームで呼び合うことが当たり前です。私は，チーム全員がイコールパートナーとして相互承認するために，「さん」づけを推奨しています。

組織風土のこじれた問題を可視化して 多職種連携を活性化〜Ｂ病院

Ｂ病院の概要

　地方自治体立のＢ病院は，定期的に職員を対象にして職務満足度調査を行い，職員がどのようなことに満足しているのか・いないのかを追跡して人的資源管理に役立ててきました。

職務満足度調査だけでは見えない課題・問題

　ところが，ここ数年，臨床現場で多職種連携やチーム医療が広がるにつれて，職務満足度調査だけでは，多職種連携やチーム医療に

関する臨床現場の課題や問題を浮き彫りにすることができないことに気づきはじめました。

このような時に，筆者がＢ病院に招かれて講演する際に，多職種連携やチーム医療を活性化するために，何をどうすればよいのかという相談に乗ることになったのです。院長室のソファに病院長，看護部長，事務長と私が腰かけ，こんな話になりました。

「どうもウチの病院では，目に見えない組織風土の中に横たわる何かが，多職種連携を邪魔しているようだ」

病院長が，ぼそりと言います。すると事務長が，眼鏡に手を当てながら，

「病院の幹部は，口ではコミュニケーションの大切さを説くのですが，現場には目に見えない壁のようなものが立ちはだかっていて，風通しがよくないんですよね」

すると看護部長が，意味深長なことを続けました。

「看護部各部署の中では，看護師たちは，密なコミュニケーションをとっているのですけど，他職種のことになると，まるで他人行儀なところがあるんですよね。病院の風土が職種で縦割りに仕切られているんです」

病院は専門職の集まりです。それぞれの専門職は，それぞれの専門分野のテクニカルスキルを持つエキスパートです。多様な専門職が集まって，ただ一つの専門職種では到底なし得ないような医療サービスの提供システムをつくり上げて地域の人々に提供します。人が集まって交わり，一緒になって仕事を行う場には，その場の特有の風土が生じます。その場の中で，いろいろな文脈が集まって，

人々は複雑な相互作用を及ぼしながら仕事をします。文脈は絶えず動き，変化しています。

　その絶えず動く文脈の束の中で仕事をする私たちは，職場という「場」の風土を感じています。病院長が言う「組織風土の中に横たわるもの」，事務長が言う「目に見えない壁のようなもの」，看護部長が吐露した「縦割りに仕切られている風土」です。

　これらの組織風土の感じ方は究極的に一人ひとりの主観のなせるワザです。一人ひとりが抱く主観的な認知が，寄り合わさり，織り合わされた集団的な認知のことを，間主観性と言います。一人ひとりが主観的に認知する組織の風土ですが，これは一人ひとりを越えて，チームや集団によって間主観的に認識されるものです。

　組織風土（organizational climate）については，組織心理学，産業心理学，経営学などの学問領域で，かれこれ半世紀以上の研究蓄積があります。James & Jonesによれば，組織風土とは，良い・悪い，あるいはしたい・したくない，のような評価的ではない，あるがままの事実を集めただけと述べています[2]。また，組織風土と似たような概念で組織文化（organizational culture）がありますが，Ashforthは，これらの違いを端的に述べています。すなわち，組織風土が共有された知覚（shared perception）であるのに対して，組織文化は共有された仮説（shared assumption）です[3]。組織風

---

2 ）James, L. R., & Jones, A. P. (1974). Organizational climate : A review of theory and research. Psychological Bulletin, 81 (12), 1096-1112. https://doi.org/10.1037/h0037511

3 ）Ashforth, B. E. (1985). Climate formation : Issues and extensions. The Academy of Management Review, 10 (4), 837-847. https://doi.org/10.2307/258051

土は，構成メンバーの知覚や認知に影響を与え，組織文化は，その構成メンバーの判断や行動に影響を与える，と言い換えてもよいでしょう。大切な点は，組織風土，つまり共有された知覚は，特定の誘導や介入（これを経営と言ってもよい）によって操作される場合，組織文化に転換されることがあります。また，トップダウン的な経営による誘導や介入が特になくても，構成メンバーによる相互的，自律的なコミュニケーションによって，自己組織的に，組織文化が組織風土から生成されることもあります。

✦ 組織風土を可視化するテキストマイニング

　いずれにせよ，組織風土によって，組織の中で個々のメンバーが，どのように自らの仕事，職場，組織を見ているかを知ることができる[4]とされます。これらの知見と近年進歩が顕著な組織のネットワーク分析（organization network analysis）を組み合わせた，筆者ならではの組織風土分析手法を紹介します。

　さて，筆者は，Ｂ病院の幹部に対して，処方箋を出しました。

　「それでは，組織風土に潜むどのようなものが，多職種連携を邪魔しているのか？　そして，何が多職種連携を促進するのか？　直接，全従業員に聞いて，自由に意見を書いてもらいましょう。そのテキストを，私がテキストマイニングして，組織風土の奥底に横たわる多職種連携の阻害要因と促進要因をあぶり出しますよ」

　こんな対話がきっかけになって，Ｂ病院の組織風土をつぶさに分析

4）田尾雅夫：組織の心理学，P.186，有斐閣，1991.

して，多職種連携の促進要因と阻害要因を洗い出すことになりました。

　Google Formsなどを使って，質問をして，従業員から忌憚のない思いを綴ってもらいます。収集されたテキストデータをKH Coder3（フリー版は無料でダウンロードして使用できます）を用いて分析します[※2]。今回用いた分析は①単語頻度分析（どのような単語が何回出現するかをカウントする），②単語共起ネットワーク分析（単語間の共起関係を抽出して有向グラフとして出力する[※3]）です。

　共起ネットワークとは，単語の出現パターンの類似した単語をノード（頂点）として，共起関係としてリンク（線）で表したネットワーク図です。構成要素であるノードとしての単語もさることながら，むしろ，集積されたリンクの関係性に注目をする手法です。頻度（frequency）とは当該単語の出現回数で，頻度が高いほど当該単語を囲んだ円形は大きく，また共起の程度（coefficient）が強いほど太い線で描画されます。また，頻度，共起の程度が近接している単語は，頻度と共起の類似パターンとして認識され，サブグラフ（**図5**のネットワーク図に示されている楕円）が得られます。KH Coder3によって描出されたそれぞれのサブグラフの特徴について，複数の研究者が討議し，意味づけを行いました。

多職種連携の阻害要因はこじれている

　その結果，次のような194文を収集しました。

※2　KH Corder3はhttps://khcoder.net/dl3.htmlからダウンロードできる。
※3　「共起」とは，ある単語が文章の中に出現した際に，その文章中に他の単語が同時に頻繁に出現すること。そのような関係が「共起関係」。「有向グラフ」とは，頂点を持つ辺によって構成されるグラフのこと。

「医師の権力と各職種の長による協力体制が欠如している」

「忙しい，人数がいないから，お金が取れない仕事だからなどと言い自分たちの部署でやらず，他の部署にやらせる風潮がまだ残っているところ。また言っても無駄なところ」

「セクト意識，慣習や過去の成功体験に縛られる非柔軟性，ミスやインシデントにあたり責任を個人に帰属させる風土」

これらは，各人の主観が表明されたものです。

複雑性システム科学では，あるシステムの全体は，部分部分の要素を足し合わせた以上の性質を創発させる，ととらえます。一人の人が抱く主観，そしてその主観が表明された文章を要素としてとらえましょう。すると，それぞれの個人から発せられた文章は，それぞれに主観を述べたものですが，個々人が叙述した文章をすべて足し合わせると，そこには，個々の文章では表現されないような，個々人の違いを越えた全体的な主観，つまり間主観性が立ち現れるのです。

この間主観性は，部分部分の要素，ここでは個人個人が書いた組織風土に関する文章を足し合わせた以上の，組織風土の性質を創発させます。このようなとらえ方に基づいて，「阻害」に関して収集された194文に対して，共起ネットワーク分析を行い，**図5**のとおり，合計３つのサブグラフが得られました。得られたサブグラフの出現パターンについて，テキスト中の当該単語について，原テキストデータに立ち返り，得られたサブグラフの出現パターンについて複数の研究者が討議し意味づけを行い，サブグラフごとに，その特徴を表現しました。

█ 図5 B病院の多職種連携の阻害要因

解析対象文：194
抽出語数：1,267

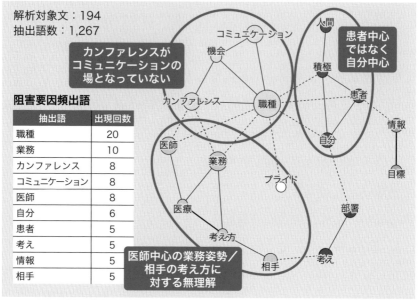

阻害要因頻出語

抽出語	出現回数
職種	20
業務	10
カンファレンス	8
コミュニケーション	8
医師	8
自分	6
患者	5
考え	5
情報	5
相手	5

・カンファレンスがコミュニケーションの場となっていない

・医師中心の業務姿勢／相手の考え方に対する無理解

・患者中心ではなく自分中心

✦ 多職種連携の促進要因を全員でシェアして推し進める

　前節と同じアイデアに基づいて，「促進」に関して収集された229文に対して，共起ネットワーク分析を行い，**図6**のとおり，合計4つのサブグラフが得られました。

・職種専門を越えた患者中心の業務姿勢

・自由闊達なカンファレンスでのコミュニケーション

▌図6 B病院の多職種連携の促進要因

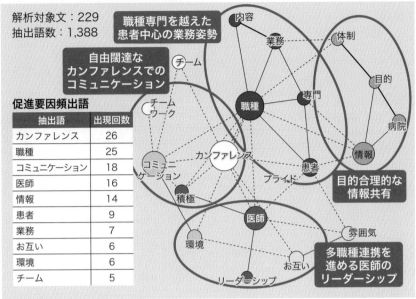

解析対象文：229
抽出語数：1,388

促進要因頻出語

抽出語	出現回数
カンファレンス	26
職種	25
コミュニケーション	18
医師	16
情報	14
患者	9
業務	7
お互い	6
環境	6
チーム	5

©2021「多職種協働チームのヘルスケアサービスの質に対するインパクトの国際的実証研究」
（19K10491）科研チーム

・**多職種連携を進める医師のリーダーシップ**

・**目的合理的な情報共有**

　多職種連携を推進するための組織風土の活性化とは，阻害要因を丁寧につぶし，促進要因を育むようにする，ということです。これらの分析によってあぶり出された阻害要因を解消して促進要因を増強させる場を活性化することが大切となります。ポイントは，「阻害要因を解消し促進要因を増強させるアクションは何か？」を関係者で，上っ面ではなく，真剣に考え，なるべく多様な意見を出して，アクションに移すということです（**図7**）。B病院では筆者がファシリテーターとなり，各部門の代表者が集まってリラックスした場でアコモデーション型ワークショップを開催し，わいわいがやがや

課題
・多職種連携協働（チーム医療）風土
　サーベイのフィードバックと共有
・当病院ならではの課題，問題をつかむ。

・多職種連携協働（チーム医療）を
　活性化するためのアクションに結
　びつける。

あなたが関与する多職種連携協働（チーム医療）を活性化するためには，具体的にどのようなアクションが必要なのでしょうか？

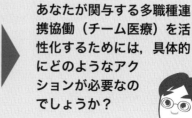

対話を行いました。対策の基本は，①対話型カンファレンス，②コラボレーティブ・リーダーシップ，③患者中心主義の3つにまとめられました。これらの詳細については第4章で深掘りしていきます。

　私は，B病院のみならず，多くの医療機関で，このように組織風土分析を行ってきました。日本の病院の組織風土には，「忖度」「思っていることをハッキリ言えない」「いろいろ言うと後が怖い」「問題が生じるので，あえて言わない」「みんなの前で言うと，自分が損する」「はっきり言うと，上司に疎まれる」という風土がかなり強く潜在していると見立てられます。これらの背後には，心理的安全性が脅かされている状況があります。

　第1章でも触れたように，心理的安全性とは，他者からの反応に怯えたり，恐れや不安を感じたりするのではなく，自分をさらけ出すことができる心理的な状態を意味します。職場では，誰に対して何を言っても，どのような指摘をしても，拒絶されることがなく，また罰せられる心配もない状態です。心理的安全性は，逃避したり，引き下がったり，保身したりするのではなく，役割の中で身体的・認知的・感情的に自分自身を発揮し，表現するといった個人の意欲

▌図8 B病院の看護部署ごとのAITCS-Ⅱ-Jスコアの違い

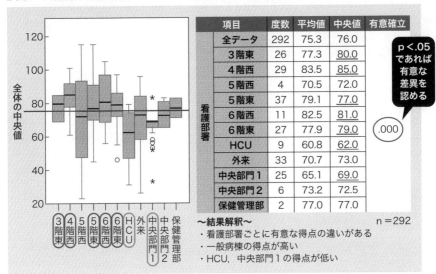

項目		度数	平均値	中央値	有意確立
	全データ	292	75.3	76.0	
看護部署	3階東	26	77.3	80.0	
	4階西	29	83.5	85.0	
	5階西	4	70.5	72.0	
	5階東	37	79.1	77.0	
	6階西	11	82.5	81.0	
	6階東	27	77.9	79.0	.000
	HCU	9	60.8	62.0	
	外来	33	70.7	73.0	
	中央部門1	25	65.1	69.0	
	中央部門2	6	73.2	72.5	
	保健管理部	2	77.0	77.0	

p＜.05であれば有意な差異を認める

n＝292

〜結果解釈〜
・看護部署ごとに有意な得点の違いがある
・一般病棟の得点が高い
・HCU，中央部門1の得点が低い

©2021「多職種協働チームのヘルスケアサービスの質に対するインパクトの国際的実証研究」（19K10491）科研チーム

に影響を与えるものである[5]と定義されています。エドモンドソンらは心理的安全性とは，不確実性や変化に伴う対人リスクを低減することであるとしています[6]。

　ちなみに，看護部門だけに限定して，部署ごとにAITCS-Ⅱ-Jスコア（P.42参照）を集計したものが**図8**です。看護の部署によって有意な差異が認められ，HCUや中央部門のスコアが低く，一般病棟のスコアが概して高いものとなっていました。

5）Kahn, William A.（1990）. Psychological Conditions of Personal Engagement and Disengagement at Work. Academy of Management Journal. 33（4）：692-724. doi：10.2307/256287.

6）エイミー・C エドモンドソン，ジーク レイ：心理的安全性—対人関係構築の歴史，復興，未来，看護管理，Vol.31，No.5，P.370〜378，2021.

多職種連携に求められる
コンピテンシーは何か？〜C病院

C病院の概要

　C病院は，900床以上の病床を持ち，急性期医療を担う中核病院として，地域医療を支えています。また，救命救急センター，高度な診断・治療機器を備え，急性期に特化した病院ですが，重症心身障害児施設，精神科，ホスピス，結核病棟，リハビリテーション科，認知症疾患医療センター（基幹型）など，経営効率的に敬遠されがちな医療サービスも同時に提供しています。このようなC病院ならではの特徴から，急性期医療を中心としながらも，医療・介護・福祉を統合するインテグレーテッド・システムを目指して進化しているのが見て取れます。

　C病院では，当然のことですが，チーム医療や多職種連携が非常に盛んです。800人以上もの看護師を要する看護部は，パートナーシップ・ナーシング・システム（PNS）®を取り入れています。PNSは看護師2人がペアとなり，対等な立場で互いの特性を生かし相互に補完し合いながら，患者に必要なケアを効果的に提供できる看護方式です。

　C病院看護部門と私とで共有した問いは，多職種連携に必要とされるコンピテンシーは何か？　自分たちが強いと認識しているコンピテンシーは何か？　そして，両者は一致しているのか？　あるいは，ギャップがあるのか？　もし，一致しているのならば，素晴らしいことでしょう。しかし，もし，ギャップがあるとすれば，どの

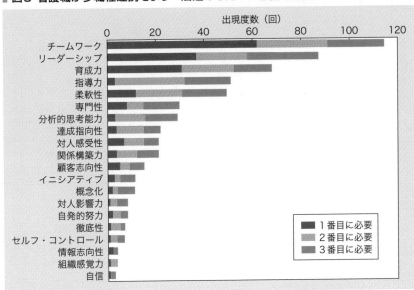

■図9　看護職が多職種連携をより一層進めるために必要と認識するコンピテンシー

市川香織，藤谷克己，松下博宣：急性期病院の看護職が認識する多職種連携を推進するために必要な
コンピテンシーと自分が強いと認識するコンピテンシーのギャップ分析，東京情報大学研究論集，
Vol.24，No.1，P.11〜22，2020.を引用，改変

ようなコンピテンシーにギャップがあるのか？　これらのリサー
チ・クエスチョンに答えることによって，人材育成や人材開発に活
かしていこうというものです。

✦ 看護職が考える多職種連携に必要なコンピテンシー[7]

多職種連携をより一層進めるために必要であると認識されるコン
ピテンシーについて，1番目，2番目，3番目の出現度数を積み上
げて比較したものが図9です。1番目から3番目までを合計した出

7）市川香織，藤谷克己，松下博宣：急性期病院の看護職が認識する多職種連携を推進
するために必要なコンピテンシーと自分が強いと認識するコンピテンシーのギャッ
プ分析，東京情報大学研究論集，Vol.24，No.1，P.11〜22，2020.を引用，改変

■図10 看護職が自分が強いと認識しているコンピテンシー

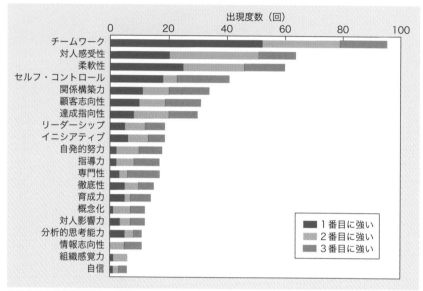

市川香織，藤谷克己，松下博宣：急性期病院の看護職が認識する多職種連携を推進するために必要な
コンピテンシーと自分が強いと認識するコンピテンシーのギャップ分析，東京情報大学研究論集，
Vol.24，No.1，P.11～22，2020.を引用，改変

現度数として最も多かったのは「チームワーク」であり，次いで「リーダーシップ」「育成力」でした。

　次に，看護職が自分が強いと認識しているコンピテンシーについて調べました（**図10**）。1番目から3番目までを合計した出現度数で最も多かったものは「チームワーク」であり，次いで「対人感受性」「柔軟性」でした。詳細に見てみると，1番目に自分が強いと認識するコンピテンシーで最も多かったものは「チームワーク」であり，次いで「柔軟性」「対人感受性」です。2番目に自分が強いと認識するコンピテンシーで最も多かったものは「対人感受性」，次いで「チームワーク」「柔軟性」。3番目に自分が強いと認識するコンピテンシーで最も多かったものは「セルフ・コントロール」で

あり，次いで「チームワーク」と「柔軟性」と「関係構築力」（同数）でした。合計の出現度数が最も低かったコンピテンシーは，「自信」「組織感覚力」「情報志向性」でした。看護職は，自分の強みとして「チームワーク」「対人感受性」「柔軟性」を持っていると自覚していると見なされます。

　ちなみに，自分自身で強いと見なしているコンピテンシーのうち，「概念化」「分析的思考能力」「情報志向性」などが，かなり低位に留まっているのは，Ｃ病院のみならず全国的な傾向です。「自信」のなさも看護職の特徴です。

　多職種連携をより一層進めるためには，「リーダーシップ」や「育成力」「指導力」といったコンピテンシーも必要であるという認識が示されました。それらは看護職自身の強みとして認識されるコンピテンシーとしては低い結果であったことから，リーダーシップは看護職には不足していながらも，多職種連携を進める上でぜひとも必要だということが示唆されます。

✦ データから見えてきた看護職の現状[8]

　図9，10の２つのデータを比較してみると，ギャップが浮き彫りになります（**図11**）。すなわち，多職種連携に必要とされるのにもかかわらず，自分自身にとって強くないと認識されるギャップが大きなコンピテンシーは，「リーダーシップ」「育成力」「指導力」

8）市川香織，藤谷克己，松下博宣：急性期病院の看護職が認識する多職種連携を推進するために必要なコンピテンシーと自分が強いと認識するコンピテンシーのギャップ分析，東京情報大学研究論集，Vol.24，No.1，P.18，2020.を引用，改変

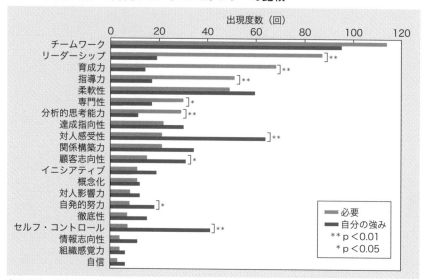

■図11 看護職が多職種連携を推進するために必要と認識するコンピテンシーと
自分が強いと認識しているコンピテンシーの比較

市川香織，藤谷克己，松下博宣：急性期病院の看護職が認識する多職種連携を推進するために必要な
コンピテンシーと自分が強いと認識するコンピテンシーのギャップ分析，東京情報大学研究論集，
Vol.24，No.1，P.11 ～ 22，2020.

などです。この辺りに，多職種連携を看護サイドから進める際の人

材力養成についての本質的に重要なヒントがあると思います。

　チーム医療や多職種連携の鍵を握るのはリーダーであり，リー

ダーシップが重要であることが少なからぬ識者によって指摘されて

います[9]。その一方で，看護職自身にリーダーとしての役割を果た

す自信がなく，チーム内で自分の能力を発揮することが困難である

と考えていることも明らかにされています[10]。この研究によると，

チーム医療を実践している看護職は，「他職種より社会的に地位が

9）田村由美編著：新しいチーム医療—看護とインタープロフェッショナル・ワーク入
　門 改訂版，P.14 ～29，看護の科学社，2018.
10）吾妻知美他：チーム医療を実践している看護師が感じる連携・協働の困難，甲南女
　子大学研究紀要（看護学・リハビリテーション学編），Vol.7，P.23 ～33．2012.

■ 図12 クリニカルラダーのレベル別に見た多職種連携を推進するために必要と
　　　認識するコンピテンシーの出現比率

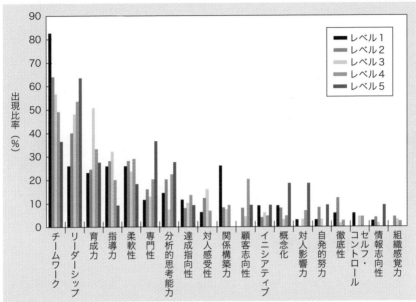

市川香織，藤谷克己，松下博宣：急性期病院の看護職が認識する多職種連携を推進するために必要な
コンピテンシーと自分が強いと認識するコンピテンシーのギャップ分析，東京情報大学研究論集，
Vol.24，No.1，P.11 ～ 22，2020.

低いとみられている看護師がチームリーダーになることは困難」
や，「医師は自分がリーダーということをわかっているが，協力で
はなくどちらかというと命令なので多職種の調整は看護師が行う」
といった看護師と医師のチーム医療に対する意識の違いと権威勾配
の認識による難しさがあると指摘しています。

　C病院での調査においても，「リーダーシップ」やそのリーダー
が持つ資質としての「育成力」や「指導力」は多職種連携をより一
層進めていくためには必要だという認識はあるものの，実際に現場
の看護職は「リーダーシップ」を自分の強みとして持てていないこ
とから，医療チームの中で効果的なリーダーになり得ていない現状

が示唆されました。

　クリニカルラダーごとに見てみると，興味深い傾向が明らかになりました。つまり，ラダーが上がると，リーダーシップを重要であると見なす認識が上がり，逆にチームワークが下がる傾向が示されました（**図12**，P.85）。

多職種連携教育の効果は本当にあるのか？～D病院

D病院の概要

　D病院は看護学部を持つ大学と密に連携していて，多くの卒業生がD病院で働いています。D病院は，院内外の要請に応え，多職種連携教育（IPE）にも熱心に取り組んでいます。このようなことを背景として，D病院看護部は，チーム医療や多職種連携協働をよりスムーズに行うために，多職種連携協働の継続教育を，そして看護学部は多職種連携協働のレディネスを高めるための看護学部教育に取り組んでいます。

多職種連携教育の効果を測る

　たまたまご縁をいただき，私は，D病院で看護管理者向けの講演を行いました。その講演の窓口となった担当者の看護管理者は，看護教育にも熱心で，講演の打ち合わせを兼ねていろいろ雑談をしているうちに，次のような対話になったのです。

私「実際のところ，看護学部で行っている多職種連携教育や卒後病院で行っている多職種連携教育には効果があるのでしょうか？」

看護管理者「効果があることを期待して，いろいろな研修などをやっているのですけれど，実際の効果についてはデータをとったことはないのです」

　確かに，この看護管理者が言うように，効果があることを期待して多職種連携教育を行ってきたはずです。しかし，効果を医療安全，医療の質など，具体的なものとすると，多職種連携教育と医療安全，医療の質の間には，多様なモノゴトが介在するので，因果関係を調査するのは容易ではありません。例えば，多職種連携教育のほかにも，医療安全教育も影響を与えるでしょうし，患者管理システム，事故予防システム，従業員が院外で受けた関連するセミナーも影響を与えるでしょう。また，輸液管理システムや病棟薬剤管理システムなど，近年導入された新しいシステムの影響も決して排除できるわけではありません。つまり，多職種連携教育と医療安全，医療の質に属する具体的な指標との間には，膨大なシステムや情報，知識が介在するので，因果関係の立証は並大抵の努力ではできません。

　そこで私は，こう提案しました。

私「それでは，医療安全，医療の質などの究極的な効果はさておき，まず，Ｄ病院での多職種連携の実態を臨床現場の看護師の方々がどのように認識しているのかについて，調査してみませんか？」

看護管理者「そうですね！　その認識を，学生時代の多職種連携教育の有無，Ｄ病院に就職してからの多職種連携教育の有無という属性で調べれば，何か有用なことが分かるかもしれませんね」

私「教育の目的は，認知と行動の変化，行動変容にありますよね。質問の仕方を工夫して，多職種連携教育が，多職種連携の実態に対する認識にどのように影響を与えるかの一端が分かるようにしてみましょう」

看護管理者「うちの病院には，たくさんの医療チームがあります。医療チームに参加している看護師とそうでない看護師との間には，何だか温度差があるようです。そんなことも調べていただけますか?」

　医療機関の現場を訪れて，問題意識のセンスを共有している人と会うと，雑談から始まり，短時間で雑談が深い意味を持つようになり，やがて対話になることが多いのです。この日もそのような流れでした。いずれにせよ，このような対話がベースとなり，その後，D病院の倫理審査を通過して，サーベイを実施しました。

●**所属チームによる多職種連携に対する認識の差**[11]

　D病院では，看護師が，医療安全対策チーム，感染防止対策チーム，呼吸ケアチーム，糖尿病ケアチーム，褥瘡対策チーム等に参画して活躍しています。ところが，「それぞれのチームは一生懸命に努力はしているものの，チームとしての成果，まとまり具合には濃淡があるようだ」と言われてきました。実際にデータをとってそれぞれのチームごとのスコアを比較してみると，多職種連携に対する認識には**図13**のように，チームにより差があることが可視化されました。

---

11) 伊藤美香，市川香織，藤谷克己，松下博宣：急性期病院に勤務する看護職における多職種連携協働の実態に関連する要因の計量的探索研究，東京情報大学研究論集，Vol.25，No.1，P.1〜10，2021.を引用，改変

▌図13 医療チームごとのAITCS-Ⅱ-Jの平均スコア

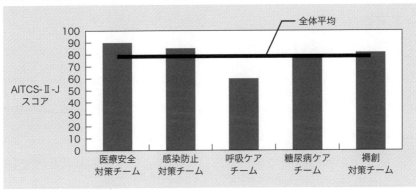

©2021「多職種協働チームのヘルスケアサービスの質に対するインパクトの国際的実証研究」
（19K10491）科研チーム

▌図14 医療チームへの所属の有無によるAITCS-Ⅱ-Jの平均スコア比較

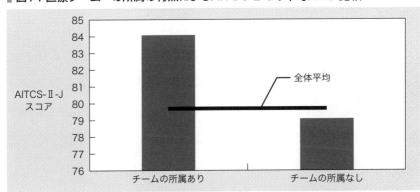

伊藤美香，市川香織，藤谷克己，松下博宣：急性期病院に勤務する看護職における多職種連携協働の実態に
関連する要因の計量的探索研究，東京情報大学研究論集，Vol.25，No.1，P.1～10，2021.を引用，改変

　図14は，チームに属しているグループの方が，そうでないグループより，多職種連携の実態に対する認識が相対的に高いという結果を示しています。一方で後に見るように，このD病院とは別のH病院のように，医療チームに所属しているグループの方が，所属していないグループよりも低い値となることもあります（P.126参照）。

●学生時代に教育を受けると多職種連携に関する認識は高まる

　多職種連携教育とは，CAIPEによると，「協働とケアの質を改善するために，複数の専門職が，共に互いから，互いについて学び合う時に生じる（Occasions when two or more professions learn with, from and about each other to improve collaboration and the quality of care)」[12] ものです。

　D病院との共同研究では，看護基礎教育として学生時代に多職種連携教育を受けた者が122人と全体の63％で，半数以上の看護師が教育を受けていました。学生時代に多職種連携教育を受けた者と受けていない者を比較すると，多職種連携教育を受けた者は受けていない者より多職種連携に対する認識が高い，という結果を得ました。これは，学生時代の多職種連携教育を受けた経験が，看護師として働き出してからも職場での多職種連携に対する認識に対してプラスに作用していることが示唆されました。一方，看護師になってから多職種連携教育を受けた者と受けていない者を比較してみると，多職種連携に対する認識に有意差は見られませんでした。

　そこで，看護学生時代の多職種連携教育の有無と看護師になってからの多職種連携教育の有無を4群に分けて比較してみました。すると，看護師になってから継続教育の一環として，一様に多職種連携教育を受けていても，学生時代の多職種連携教育の有無によっ

---

12) CAIPE (2002) Interprofessional Education-Today, Yesterday and Tomorrow (Barr, H.) Higher Education Academy, Learning & Teaching Support Network for Health Sciences & Practice, Occasional Paper 1.
https://www.caipe.org/resources/publications/caipe-publications/caipe-2002-interprofessional-education-today-yesterday-tomorrow-barr-h （2021年10月閲覧）

■ 図15 多職種連携教育歴によるAITCS-Ⅱ-Jの平均スコア

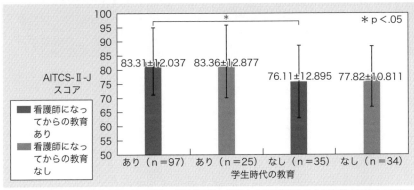

伊藤美香，市川香織，藤谷克己，松下博宣：急性期病院に勤務する看護職における多職種連携協働の実態に関連する要因の計量的探索研究，東京情報大学研究論集，Vol.25，No.1，P.1～10，2021.を引用，改変

て，認識に差が出ることが示されました（**図15**）。「鉄は熱いうちに打て」と言いますが，就職前に多職種連携に関する教育は受けていた人の方が，受けていない人よりも多職種連携についてポジティブな認識を持つということが示されました。竹内らは，多職種連携を効果的に進めるためには，多職種連携教育，つまり，学生時代に多職種連携教育を受けているという経験が臨床現場に出てから効いている[13]　と報告していますが，この報告と符合します。

　しかし，D病院の調査では，肝心の多職種連携教育の内容に関しては深掘りしていないので不明です。座学，経験学習，アクティブ・ラーニング，シミュレーション，グループワーク，そしてそれらの組み合わせなど，多職種連携教育の中身には多様なバリエーションがありますが，どれくらいが効くのか・効かないのかは，今後の検討に委ねたいと思います。

13）竹内佐智恵他：看護における多職種連携のための教育法：レビュー，三重大学高等教育研究，Vol.23，P.99～106，2017.

アクション・リサーチとは？

　病院によっては，私が提供するサーベイをアクション・リサーチ
として継続的に実施しているところもあります。アクション・リ
サーチとは，**図16**のように，問題を抱える組織などのフィールド
に研究者と実践者がチームを組んで，その状況と一体となりつつ，
対話とリフレクション（振り返り）により，問題解決を図っていく
研究手法です（「対話的アクション・リサーチ」）。このチームのこ
とをアクション・リサーチ・チームと呼び，チーム内では対話とリ
フレクションが繰り返されます。研究者の学理と実践者の実践知が
循環して，賢慮が生まれます。対話によって，弁証法的に新しい知
の地平線が切り開かれるのです。こじれた問題を解決するための有
用な方法論として，システム科学の重要な一部であるソフト・シス
テムズ方法論の一部として位置づけられています[14]。

E病院で行った アクション・リサーチとワークショップ

　E病院は，アクション・リサーチのフィールド医療機関の一つで，
急性期医療を担う自治体立病院です。初年度，サーベイをやってみ

14）Checkland, P. & Scholes, J. 1990, Soft Systems Methodology in Action, John Wiley, Chichester.

▌図16 対話的アクション・リサーチ

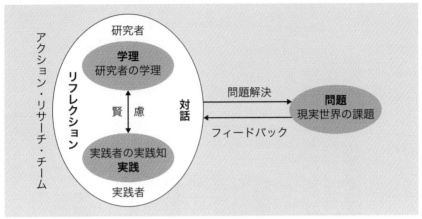

Martensson, P., & Lee, A.（2004）. Dialogical Action Research at Omega Corporation. MIS Quarterly, 28（3）, 507-536. doi：10.2307/25148648を引用，改変

て，いろいろな改善点が見つかりました。調査を実施した後，アクション・リサーチの一環として，調査結果を共有するために，全従業員を対象とした対話的アクション・リサーチのワークショップを開きました。サーベイの結果を，研究者や病院側の幹部だけが共有するのは実にもったいないことです。全員が参加したサーベイは，白日のもと，全員でシェアして，包み隠すことなく，対話のテーマにすべきです。そうすることによって，次のアクションにつなげることができるからです。

　2年目は，質問票を拡充して，AITCS-Ⅱ-Jを中心にいろいろな発見があり，ワークショップを開催して臨床現場の皆さんと結果を共有しました。3年目も，AITCS-Ⅱ-Jを中心として，職種や部門・部署別の変化傾向を見ることにしました（**図17**）。

　私は，アクション・リサーチの一環として，多職種連携ワークショップというグループ・ダイナミクスを活かした研修会を開催す

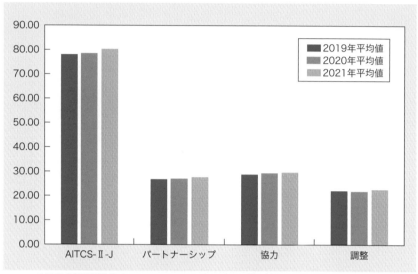

る依頼をE病院から受けました。そのワークショップの方法論は，第5章の「組織行動変容のためのニュー・ヘルスケア・マネジメント体系」（P.298）で詳しく紹介します。よくあるワークショップとは異なり，多職種の専門職が一堂に会して，専門性の違いを越えて，お互いが問いを共有し，問いと応答を繰り返しつつ，承認し合い，次の組織行動変容に結びつけていくというものです。その際に，このサーベイの結果共有から入ると，一気に課題や問題を深く共有することができ，大変実りのある質問，対話，承認，そしてアクションにつなげることができます。

　対話的アクション・リサーチのワークショップでの問い，対話の一端は次のようなものでした。

図18 E病院 職種別AITCS-Ⅱ-J平均点の３年間の比較

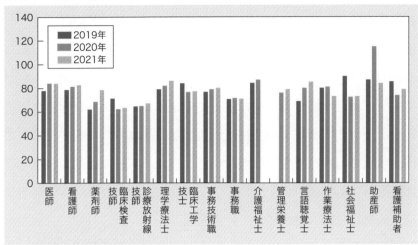

©2021「多職種協働チームのヘルスケアサービスの質に対するインパクトの国際的実証研究」
（19K10491）科研チーム

●看護師と薬剤師の連携促進

私「これは，この３年間の職種別の変化を表したものです（**図18**）。どのようなことに気づきますか？」

　一瞬，セミナールームの参加者の目がスライドにくぎ付けになります。参加者が目にしているデータは，参加者の意味づけを得て，情報に転換され，やがて知識に転換されます。

看護管理者Ａさん「３年連続でサーベイを実施すると，経時的な変化が手に取るように分かります。特に薬剤師が伸びていますよね。以前は，看護師と薬剤師との間で，病棟薬剤業務実施加算をとる・とらないで，もめたこともありました。でも，このワークショップがきっかけになり，いろいろと話し合い，看護師と薬剤師の間の連携がすごく進んだのです。その結果が棒グラフに現れていると私は見ます」

2012年度診療報酬改定で，「病棟薬剤業務」に対して実施加算100点が新設されました。薬剤師が病棟に出向き，医療従事者の負担軽減及び薬物療法の質の向上に資する薬剤関連業務（「病棟薬剤業務」）を実施している場合には100点の算定を認めるというものです。これは，病院薬剤師にとって大きな変革のきっかけとなりました。それまで薬剤師の業務は，薬剤部の部屋で，まるでプチ「鎖国」状態で行われてきました。それが突如，病棟で薬剤業務をする「開国」の方向に政策誘導が行われたのです。その後，病棟薬剤業務実施加算は拡大されてきています。

薬剤部科長Ｂさん「確かにねぇ。薬剤師はずっと薬剤部の部屋の中で仕事をやってきました。これが当たり前だったのです。これが薬剤師の文化だったのですよ。ところが，病棟薬剤業務実施加算をとるために突然変えろ，と言われたって，そりゃ無理スジってものでした」

看護管理者Ａさん「確かに診療報酬の誘導です。でもそれ以上に，『患者さんのため』を考えると，薬剤師の病棟での貢献は大きなものでした。例えば，入院してからも，以前から飲んでいる薬をそっと服薬する高齢の患者さんが多いのが現状です。病棟にいる薬剤師が『飲み合わせ』を止めさせたり，『飲み合わせ』を認める場合でも効果的なカウンセリングをしてくださったりしてとても効果がありましたよね」

　2016年度診療報酬改定で増設された病棟薬剤業務実施加算２を算定するためには，原則として，全病棟（高度急性期医療を担う治療室を含む）において，薬剤管理指導業務に要する時間以外に各病

棟に1週間に20時間相当以上の病棟薬剤業務を実施する必要が生じました。さらに，医薬品情報の収集，抗がん薬等の無菌調製など，病棟薬剤業務の内容によっては病棟以外でも実施することができ，同一の病棟において，複数の薬剤師が業務を分担することもできるようになったのです。

薬剤部科長Bさん「ですよね。以前は，病院の食堂でも，看護師は看護師同士，薬剤師は薬剤師同士で固まってランチを取っていましたが，この3年間で，混ざって食べるようになりましたよね。職種間の壁が，どんどん崩れていったことを実感していますよ。多職種連携ってランチから始まるんですよね（笑）」

　このように，質問，対話，相互承認のサイクルをワークショップの場で回すことが，現場の変化につながっていきます。変化の過程は，安定から不安定へ，そして，秩序からカオス（混沌）への転換でもあります。多かれ少なかれ，職種間のあつれきや葛藤が生じる時期もあります。そのような状態に危機感を感じる方もいるかもしれません。危機の「機」は，機会の「機」と同じ漢字を使いますが，危機を転じて機会となす，という心構えこそが必要です。

●看護師の意識・行動の変化

私「次に，看護部の部署別の変化（**図19**，P.98）を見ていきましょう。何かお気づきの点などがありましたら，自由にコメントしてください」

病棟看護師長Cさん「はーい。まず4B病棟は，私がこのサーベイの結果を病棟に持ち帰り，スタッフに説明して，意見交換の機会を持ちましたよ。彼女たちは，一つひとつの質問にまで深掘りして，自分たちの行動をどう変化させたらよいのかを検討してい

■ 図19 E病院　看護部部署別AITCS-Ⅱ-J平均点の３年間の比較

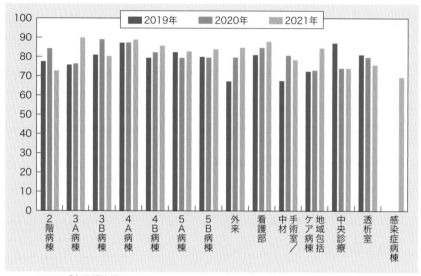

した。地味な変化ですが，そんなことがスコアに現れているん
じゃないか，と感じますね」

私「なるほど。変化とおっしゃいましたが，例えば，どんなことで
すか？」

病棟看護師長Cさん「例えば，質問８には『治療計画，ケアプラン
等を調整するときには，患者や家族と一緒になって行う』とあり
ますね。以前は，患者や家族と一緒になって行うかどうかは，看
護師によってまちまちでした。この質問を意識することによっ
て，もちろん病状にもよりますが，患者や家族の巻き込みがぐん
と進みましたね」

私「『患者中心の医療』をお題目ではなく，実際の行動で具体化し
たわけですね」

病棟看護師長Ｃさん「（ニコリと笑って）そう言っていただけると，うれしいですね」

　質問から始まり，それが対話になり，相互承認につながる時間は実に楽しいものです。ちなみに，私が行う多職種連携を主題とするワークショップでは，可視化ツールによって明らかにされたデータを基に，良い質問，深い対話，お互いの努力や創意工夫，汗に対するオープンな相互承認が，一つの場で連鎖して生まれてきます。

看護部長「当初は，嫌がって逃げ回る医者もいましたが，医師は根拠となるデータが出ると納得します。今では，看護，リハビリテーション，栄養，薬剤などの多職種が，患者を包み込むというよりは，患者もチームの一員になって，自分のケアに取り組んでいるんですよ。それが真のパートナーシップってことですよね。（別の部署を指さして）えーと，３Ｂ病棟の看護師長は，前回の異動で変わったばかりです。チーム医療の変革まで手が回らずに，結局，３年目は数値が落ちています」

私「なるほど。異動でやってきたばかりの新しい看護師長さんにありがちな傾向ですよね」

　確かに棒グラフを見ると，３Ｂ病棟は，2019年，2020年にかけてスコアが上がりましたが，2021年は落ちています。それに対して４Ｂ病棟は，右肩上がりにスコアを伸ばしてきました。

看護部長「経験の蓄積がある前任者の方が，短期的に見れば適任でしょう。でも，この病棟の経験のない看護師長をあえてローテートすることにより，病院全体での組織学習が進むことを期待しています」

こんな対話の中で，看護部長も私も，大いに気づくものがありました。アクション・リサーチの世界には，「現場のことは，現場に聞け」という格言めいた言葉があります。研究者がデータとにらめっこしていても，分からないことの方が多いのです。データの解釈は，臨床現場で日々実践に取り組んでいる人の方がシャープなのです。

データに解釈を加えて，そのデータは情報に転換されます。さらに，その情報を編集して現場に返し，実践という足腰で練り上げることにより，情報は知識へと高められる。特定の文脈で生まれた知識が脱文脈化され，他の異なる文脈でも活用可能となったものを，仮に知恵と言えば，サーベイは，データ→情報→知識→知恵という展開に乗せて，初めて活きてくるものです。

主観的幸福感はチームワークの エンジンオイル〜F病院

 ### 主観的幸福感とは

主観的幸福感は，感情状態を含み，家族・仕事など特定の領域に対する満足や人生全般にに対する満足を含む広範な概念です[15]。近年の認知心理学の研究によって，主観的幸福感と，人と人とのつながりとの関係が分かってきました。例えば，Christakisによると，ある人が幸福な友人を持つとその人が幸福になる可能性は約9％増

15) Diener, E., Suh, E. M., Lucas, R. E., & Smith, H. L. (1999) Subjective well-being : Three decades of pro gress. Psychological Bulletin, 125 (2), 276-302.

大し，不幸な友人を持った場合は幸福になる可能性が約7％減少します[16]。彼は，実証的な研究に基づき，幸福な人は，他人の幸福を考慮し，幸福な人と関係性をとり結ぼうとするし，幸福な人同士は群れる傾向があるとも言います。「類は友を呼ぶ」と言いますが，幸福そうな人々は，同じく幸福そうな人々と交流を増やす傾向があるというのは，私たちの身の回りを見渡しても，うなずける傾向ではないでしょうか。

　他人の幸福を考慮することを利他と呼んでもよいでしょう。利他，つまり他者の幸福を意識して行動する，相手を助ける，協力するという群居感情に基づく行動は，何も道徳観念が特別に強い人たちに特有なものではありません。第3章で見るように，他者の幸福を考慮して行動するということは，進化の過程で人類が身につけ太古から受け継がれている反応的な行動でもあります。

　つまり，自分が属する家族，部族，集団，コミュニティの幸福をも考慮して，自分の行動をとり，周りを助ける，他者に協力することによって，家族，部族，集団，コミュニティは持続可能となり，その中の自分も，例えば衣食住などの基本的な生活要素を確保できて，持続可能となるわけです。すなわち，他者のハピネスを考えて行動することには，集団と個人の持続可能性を増すという目的合理性にかなっている，と考えることができます。

　その一方で，主観的幸福感は，個人の認知的機能を上げるということも実証的に明らかになっています。例えば，Isen, Daubman,

---

16) Christakis, & Fowler. (2009). Connected : the surprising power of our social network and how they shape our lives. New York : Little, Brown and Company.

& Nowickiは主観的な幸福感は創造性を増すとしています[17]。また，Isenは，主観的幸福感によって，注意の幅が拡張するということを報告しており[18]，Christian & Maryは，ポジティブな感情は認知を促進し，思慮深く，創造的に考えることでレジリエンスを発達させる[19] ことを明らかにしています。

確かに，いつも悲観的で，後ろ向き，暗くて，劣等感に苛まれ，じめじめした感じの人で創造的な人は，筆者の周りにはいません。ハッピーな感じの人は，よく物事に気づくということもうなずけます。

主観的幸福感は，人の健康にも影響を及ぼします。このことについては，いろいろな研究者の報告があります。例えば，Mosseyらは，主観的健康感が「優れない」と答えた者は，「非常に優れている」と答えた者に比べて，死亡率は3年間で2.92倍であることを明らかにしています[20]。また，Kaplanらは，6,921人を対象に9年間追跡調査し，主観的健康感が健康状態と強く関連している[21] ことを報告しています。

17) Isen, A. M., Daubman, K. A., & Nowicki, G. P. (1987). Positive affect facilitates creative problem solving. Journal of Personality and Social Psychology. 52 (6), 1122-1131.

18) Isen, A. M. (2003). Positive affect as a source of human strength. In L. G. Aspinwall, & U. M. Staudinger (Eds.). A psychology of human strengths : Fundamental questions and future directions for a positive psychology (pp.179-195), Washington, DC, US : American Psychological Association

19) Gloria, C. T., & Steinhardt, M. A. (2016). Relationships Among Positive Emotions, Coping, Resilience and Mental Health. Stress and health : journal of the International Society for the Investigation of Stress, 32 (2), 145-156. https://doi.org/10.1002/smi.2589

20) Mossey, J. M. and Shapiro, E. (1982) Self-Rated Health : A Predictor of Mortality among the Elderly. American of Journal of Public Health, 72 (8), 800-808.

21) Kaplan, S. (1983). A Model of Person-Environment Compatibility. Environment and Behavior, 15 (3), 311-332. https://doi.org/10.1177/0013916583153003

✦ 主観的幸福感と多職種連携の関係[22]

このようなことを背景にして，自治体立のＦ病院で多職種連携サーベイを行った折，第１章で紹介した主観的幸福感を可視化する尺度ツール（P.49参照）を使って調査してみました。

結論から言うと，多職種連携協働のエンジンがパートナーシップ，協力，調整という機能要件であるとすると，主観的幸福感は，そのエンジン機構を円滑，安全に動かすことに寄与するエンジンオイルのようなものであることが示唆されました。

主観的幸福感スコアは，最低21点から最高147点となり中位は84点となります。スコアサンプル分布傾向を勘案して高（110以上），中（71以上110未満），低（70未満）の３レンジに区分しました。主観的幸福感のスコアを高（110以上），中（71以上110未満），低（70未満）の３つのグループに分類して，AITCS-Ⅱ-Jの３つの因子である「パートナーシップ」「協力」「調整」それぞれの平均スコアを比較してみました（**図20**）。

「パートナーシップ」得点においては，主観的幸福感が高いグループは，中程度のグループおよび低いグループに比べ，有意に得点が高いという結果を得ました。また，「協力」得点においては，主観的幸福感の高いグループ，中程度のグループ，低いグループの３グループ間で有意差が認められました。「調整」得点においては，

22）松下博宣，市川香織：多職種連携の実態と主観的幸福感の関係—幸福な専門職はチーム医療に「協力」する—，東京情報大学研究論集，Vol.24，No.2，P.1〜12，2021. を引用，改変

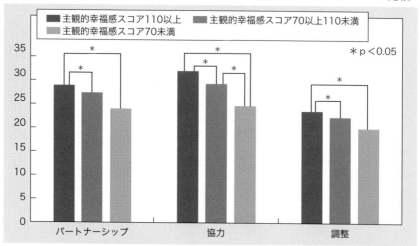

図20 主観的幸福感高・中・低グループ別AITCS-Ⅱ-Jの3因子平均スコアの比較

松下博宣，市川香織：多職種連携の実態と主観的幸福感の関係─幸福な専門職はチーム医療に「協力」する─，東京情報大学研究論集，Vol.24，No.2，P.1 ～ 12，2021.を引用，改変

「パートナーシップ」同様，主観的幸福感が高いグループは，中程度のグループおよび低いグループに比べ，有意に得点が高いという結果でした。すなわち，主観的幸福感のスコアが高いグループの方がAITCS-Ⅱ-Jの3因子それぞれにおいても得点が高いという傾向が得られました。

　職場の中では，いきなり良好な人間関係が生じるわけではありません。多職種連携の「協力」因子と，主観的幸福感の「つながりと感謝」因子との間には，弱いながらも一定の相関（$r = 0.333$）が観察されました。①良好な多職種連携関係の中で「協力」ができるから，「つながりと感謝」が増す，ということも想定できますし，②「つながりと感謝」が十全なので良好な多職種連携を構築でき，「協力」できるとも解釈できるでしょう。

　そこで，主観的幸福感が時間的に先行することを仮定して，主観

的幸福感を独立変数として，多職種連携を従属変数として重回帰分析を行ってみたところ，有意な影響が見てとれました。前述した「つながりと感謝」が十全なので良好な多職種連携を構築でき，「協力」できるという可能性が示唆されました。しかし，良好な多職種連携関係の中で「協力」ができるから，「つながりと感謝」が増すという機序も考えられ，どちらかではなく相互に影響し合う関係（もっとも相関関係と因果関係は別物です）として考えることが妥当なのではないでしょうか。

　多職種連携において，いきなり良好な人間関係や協力関係を構築し，その中で良好な協力を実現することは容易ではありません。つながること，つながっていることに感謝の気持ちを抱く，ということが主観的幸福感と多職種連携の協力を架橋する一つのメカニズムであると思われます。すなわち，「つながりと感謝」を，チーム内で共有することによって，多職種連携のエンジンオイルとしてじんわり効いてくるということでしょうか。つながりと感謝がチーム内で生じることにより，皆が力を出し合って協力もするし，お互いの尊敬や信頼にもつながると考えられます。

　さらに，主観的幸福感の5項目「人生満足」「自己実現と成長」「つながりと感謝」「前向きと楽観」「独立と自分らしさ」を独立変数に，AITCS-Ⅱ-Jの3因子「パートナーシップ」「協力」「調整」を従属変数として，それぞれの独立した変数が従属変数をどの程度説明するかについて明らかにするために重回帰分析を行いました。主観的幸福感の各独立変数がAITCS-Ⅱ-Jの各従属変数に及ぼす影響の向きと大きさを矢印で示し標準偏回帰係数を算出して

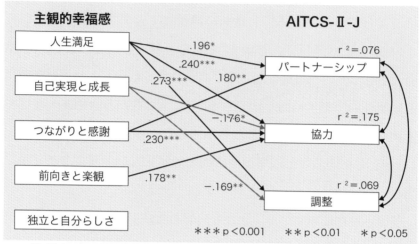

松下博宣，市川香織：多職種連携の実態と主観的幸福感の関係―幸福な専門職はチーム医療に「協力」する―，東京情報大学研究論集，Vol.24，No.2，P.1 ～ 12，2021.

図21のパス図を得ました。

　多職種連携と主観的幸福感は無関係ではなく，両者の間には一定の関係と機序があるようです。すなわち，主観的幸福感の「人生満足」「つながりと感謝」「前向きと楽観」が高い専門職は，多職種連携において積極的に「協力」する。そして，「つながりと感謝」の主観的幸福感を持つ専門職は，多職種連携の場において，良好な人間関係を構築でき，「協力」する傾向にあります。

　しかし，「自己実現と成長」については「協力」に対して弱いながらも負の影響が示されたことは，よく考えると意味深長です。「自己実現と成長」に含まれる項目は，「私は有能である」「私は社会の要請に応えている」「私のこれまでの人生は，変化，学習，成長に満ちていた」「今の自分は『本当になりたかった自分』である」の4項目でした。

　これらの項目は，自分自身の目標を持ち，それに向かって努力し
た結果，それらを実現し，成長を実感するという自己効力感や自己
肯定感を示すものであると解釈できます。また，これらは，個人の
努力や獲得価値の上に成立した主観的幸福感であり，他者との競争
や葛藤の中で勝ち抜いてきた経験に立脚する主観であるととらえる
ことができるでしょう。

　言い換えれば，人を押しのけたり，勝ち抜くことによって認知さ
れる「自己実現と成長」は，他者と力を合わせる「協力」や「調整」
に対しては，弱いながらも負の影響を示したと考えられます。

　多職種連携は主観的幸福感の「人生満足」「つながりと感謝」「前
向きと楽観」によって促進される。しかし過度な「自己実現と成長」
志向を有する専門職の存在によっては阻害される傾向がある。その
ような示唆を得ました。

　主観的幸福感という隠れたところで役目を果たしているエンジン
オイルのようなものは，多職種連携協働というエンジンの中にあっ
て，安全安心な燃料の燃焼を担保するようなものです。さらに言え
ば，目には見えず隠れているのかもしれないが，重要な経営資源で
あるとも言えるでしょう。

　ちなみに，主観的幸福感は，職種別に分析すると有意な差があり
ました。多職種間で比較すると，医師と看護師の間には有意な差があ
りました。

主観的健康感が強い人は 進んでコラボレーションする

前節で見たような主観的な幸福感とコラボレーションの関係を受けて、ある日、同僚の研究者と、私の研究室でお菓子をつまみながら、こんな雑談をしていました。

「ハッピーな人たちは、やはり、進んでコラボレーションするものなのですね」

「と同時に、コラボレーションによってつながりと感謝という主観的幸福感がますます強くなるのですよね」

「そうそう、ハッピーな人たちは、コラボレーションと主観的幸福感を『味方』につけているようなものですね」

「コラボレーションと主観的幸福感を『味方』にするか、『敵』にするかで、人生も変わってきますね」

「そうですね」

「で、楽しみながら周りの人々とコラボレーションして、ハッピーそうにしている人って、健康そうに見えませんか？」

「じゃ、次の調査では、主観的健康感を切り口として調べてみましょうね」

✦ 主観的健康感と主観的幸福感

さて、主観的健康感は、医学的な健康状態ではなく、自らの健康状態を主観的に評価する指標であり、死亡率や有病率等の客観的指標では表せない全体的な健康状態をとらえる健康指標です[23]。

　主観的健康感と主観的幸福感は，密接につながっているという報告は，世界中で多数あります。主観的健康感と主観的幸福感に関する29の研究をシステマチックに分析したNgamabaらによると，人々の健康状態を改善することは，主観的幸福感を高めるための一つの手段であると結論づけています[24]。

　簡単に言えば，人間のウェル・ビーイングとは，人間の「よいあり方」を意味します。Oxford Dictionary of Englishによれば，ウェル・ビーイング（well-being）とは「快適で，健康な，ないしは幸福な状態（the state of being comfortable, healthy, or happy）」とされており，ウェル・ビーイングの構成概念には，快適，健康，幸福といった要素が含まれていることが分かります。また，Selligmanによると，ウェル・ビーイングの構成要素は，「ポジティブ感情」「エンゲージメント」「意味・意義」，ポジティブな「関係」および「達成」です[25]。

　したがって，ウェル・ビーイングとは，広義の健康と幸福を含意した考え方であり，主観的ウェル・ビーイングとは，主観的健康感

23）荒井秀典：4か国において主観的健康感に与える影響因子の分析　国において主観的健康感に与える影響因子の分析―4か国比較―，平成27年度　第8回高齢者の生活と意識に関する国際比較調査結果，調査結果解説.
https://www8.cao.go.jp/kourei/ishiki/h27/zentai/pdf/kourei_4_arai.pdf（2021年10月閲覧）

24）Ngamaba, K. H., Panagioti, M., & Armitage, C. J. (2017). How strongly related are health status and subjective well-being? Systematic review and meta-analysis. European journal of public health, 27 (5), 879-885.
https://doi.org/10.1093/eurpub/ckx081

25）Selligman, M. E., (2011). Flourish：A Visionary New Understanding of Happiness and Well-being.（マーティン・セリグマン：ポジティブ心理学の挑戦―"幸福"から"持続的幸福"へ，ディスカヴァー・トゥエンティワン，2014.）

でもあり，主観的幸福感でもあります。このように，主観的健康感と主観的幸福感は心身不二，表裏一体の関係にあります。これらの微妙な関係を示すものとして，人はポジティブ感情に満たされると，ネガティブ感情によって高められた，嫌な気分や心拍率，血圧などの自律神経系の亢進を，素早く元に戻す「元通り効果 (undoing effect)[26]」といった機能を持っていることが明らかにされています[27]。

　また，主観的に感じる幸福感は，ナチュラルキラー細胞の増加をもたらし，免疫力を高め，がんの再発のリスクを減少し，結果として健康の増進をもたらすことが知られています。ネガティブ感情は，血圧を高めたり，心拍数を増加させたりし，この状態が続くと生体に悪影響をもたらし，心身症などの疾病に至ることもあります。このように感情に関する心理学的研究は，人が主観的に抱く健康感と幸福感は表裏一体，あるいは，近接した領域で相互に影響し合う関係にあることを示唆しています。

　主観的健康感を尋ねる質問は，「全般的にいって，あなたの現在の健康状態はいかがですか」という訊き方で，4件法（1：よくない，2：あまりよくない，3：少しよい，4：よい）を採用しました。寄せられた回答3, 4をよいグループとして，回答1, 2をよくないグループとしました。

　図22-①のように，主観的健康感がよいグループとよくないグ

---

26) Fredrickson B. L., Levenson R. W. Positive emotions speed recovery from the cardiovascular sequelae of negative emotions. Cognition and Emotion. 1998；12：191-220.

27) Fredrickson, B. L., Mancuso, R. A., Branigan, C. et al. (2000). The Undoing Effect of Positive Emotions. Motivation and Emotion 24, 237-258.
https://doi.org/10.1023/A：1010796329158

■ 図22 主観的健康感とAITCS-Ⅱ-J

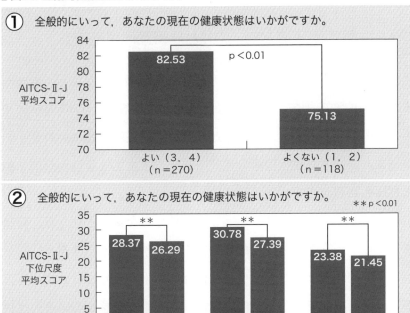

① 全般的にいって，あなたの現在の健康状態はいかがですか。

AITCS-Ⅱ-J
平均スコア

82.53　　p＜0.01

75.13

よい（3，4）
（n＝270）　　　よくない（1，2）
（n＝118）

② 全般的にいって，あなたの現在の健康状態はいかがですか。

＊＊p＜0.01

AITCS-Ⅱ-J
下位尺度
平均スコア

28.37　26.29　　30.78　27.39　　23.38　21.45

よい　よくない　　よい　よくない　　よい　よくない
パートナーシップ　　**協力**　　**調整**

©2021「多職種協働チームのヘルスケアサービスの質に対するインパクトの国際的実証研究」
（19K10491）科研チーム

ループの間には，AITCS-Ⅱ-Jスコアに有意な差がありました。

　下位尺度ごとに，2つのグループを比較したものが**図22−②**です。パートナーシップ，協力，調整，いずれにおいても有意差が見られました。以上により，主観的健康感が高いグループは，そうでないグループと比べて，多職種連携の実態に対する認識もポジティブなものであるということが示唆されました。チーム医療や多職種連携は，対人やりとりの積み重ねによって成り立ちます。対人やりとりが自由闊達で円滑であるのなら，チーム医療や多職種連携はスムーズに進むことでしょう。逆に，対人やりとりに何らかの支障がある場合は，

チーム医療や多職種連携はうまく進まなくなる可能性があります。

✦ 主観的健康感と対人やりとり相互作用不安

　喜び，楽しさ，希望，悲しみ，怒り，焦燥感，不安など，さまざまな感情の波の中で，私たちは仕事をしています。多職種連携やチーム医療は，人と人とのつながり合い，対人やりとり，コミュニケーションを含む対人場面の連続であり，さまざまな群居感情を私たちにもたらします。

　そのような対人場面は，しばしば，私たちを緊張させたり，葛藤させたり，不安感を抱かせたりします。それらの適切な対人行動を阻む心理的傾向は，対人やりとり相互作用不安と呼ばれます。対人不安は対人場面で生じる不快感です。対人不安を感じている人は無口になる，発言やジェスチャーが減少する，またはぎこちない身振りや話し方になるなどの特徴が見られます[28]。対人不安を感じている人にはパフォーマンスの抑制が見られるだけでなく，自身のパフォーマンスを低く評価する傾向も報告されています[29]。

　図23は，主観的健康感がよいグループとよくないグループごとの，相互作用不安尺度（P.58参照）の各項目の平均得点を比較したものです。「質問２．私は先生や上司と話をしなければならないと，そのことが負担になる」と「質問５．私がもし仕事で人と会わなければならないとしたら，そのことがかなり気がかりとなる」につい

---

28) Buss, A. H., (1986). Social behavior and personality. Lawrence Erlbaum Associates. （A・H．バス著，大渕憲一監訳：対人行動とパーソナリティ，北大路書房，1991.）
29) Clark, J. V., & Arkowitz, H. (1975). Social anxiety and self-evaluation of interpersonal performance. Psychological Reports, 36, 211-221.

▍図23 主観的健康感と相互作用不安尺度得点

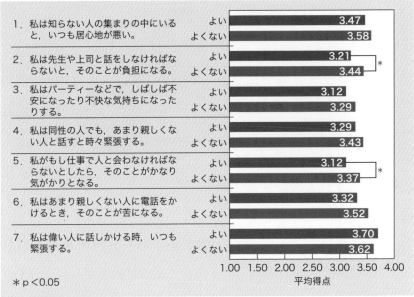

＊p＜0.05　　　　　　　　　　　　　　　　　　　　　　　平均得点

©2021「多職種協働チームのヘルスケアサービスの質に対するインパクトの国際的実証研究」
（19K10491）科研チーム

て，主観的健康感がよいグループとよくないグループの間に有意な差が認められました。

　主観的健康感がよくない人々は，①上下関係，②横の関係の対人相互作用そのものに不安感を感じる傾向があり，チーム医療や多職種連携を円滑に進めることができないことが示唆されます。

✦ 幸福感と健康感がコラボレーションを支えている

　いずれにせよ，円滑で十全なコラボレーションが求められるチーム医療や多職種連携を円滑に展開するためには，それらのメンバーは主観的健康感を保持していることが大切です。また，前節で見たように，主観的幸福感も多職種連携に有意に影響を与えていること

を合わせて考えると，**図24**
に示すように，主観的な健
康感と主観的な幸福感は，
コラボレーションを進めて
いく上の基礎基盤であり，
コラボレーションにとって
車の両輪と言えるでしょう。

そもそもチーム医療や多
職種連携では，多くの場

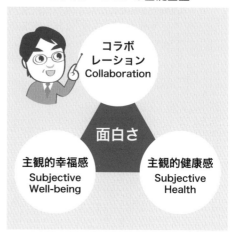

**■ 図24 主観的幸福感と主観的健康感は
コラボレーションの基礎基盤**

合，病やけがの影響で主観的健康感がよくない患者（正確に言えば，
医学的に疾病であると認められても，主観的健康感が高い患者も存
在し得ます）をケアする場です。患者やその家族あってのチーム医
療や多職種連携です。それら患者や関係者をケアする当事者が，幸
福感や健康感から縁遠く，隔絶されている場合，患者や関係者に及
ぼす影響は決して望ましいものではないでしょう。

病んだ患者をケアする当事者は，何はさておき，健康感と幸福感を
瑞々しく内面にたたえていることが必要です。たとえ諸事情で，健康
感と幸福感が心の中にあふれんばかりに充満していなくとも，心の片
隅でもよいので，小さな健康感と幸福感を併せ持つよう，努力とま
でいかなくても，心の習慣を持つ必要があるのではないでしょうか。

第2章では，主観的幸福感や主観的健康感を，コラボレーション
との関係で，そして，対患者関係という文脈でとらえてきました。
第3章でも，再び主観的幸福感や主観的健康感を創造性やイノベー
ションというスタンスから取り上げたいと思います。

人は心底面白いと感じるモノゴトに惹きつけられる

　大勢の人々が集まって，交流したり協力したりするのは，面白いモノやコトの周りです。同好会やクラブは，そこに集うことが面白くて止めることができないから，進んで交流や協力します。つまらないモノゴトに首を突っ込むために，人はいそいそとは集まってきません。ミステリー作家の森博嗣は，「人間は，いろいろいるし，また個人の中にも様々な価値観が混在し，非常に複雑に絡み合った反応をする。それなのに，大勢が同じものを『面白い』という現象が観察されるのは，とても不思議なことだ」と言います[30]。

✦ 面白さの法則

　面白さには，いくつかの法則があるようです。

①みんなが面白がれば，さらに面白くなる

　人間には共感するという能力があります。心理学者のGolemanによると，共感には3種類あります。第1は他者の視点を理解する認知的共感，第2は他者が感じている情動を自己の中に直観的に感じる情動的共感，そして，第3は共感的関心であり，相手が何を求めているかを察知する共感です[31]。「オモシロイ！」とは，認知的共感から来ることもあるし，情動的共感か

30）森博嗣：面白いとは何か？　面白く生きるには？，ワニブックス，2019.

31）Goleman, D., Boyatzis, R., McKee, A., (2013). Primal Leadership：Unleashing the Power of Emotional Intelligence. Harvard Business Review Press.

ら生まれることもあり，また，共感的関心から惹起されること
もあります。これらの3種類の共感が掛け算されて増幅するこ
とになります。

　つまり，自分が面白いと感じるモノゴトに他人も面白いと感
じれば，そのモノゴトを介して，面白さが増幅されて共有され
ます。落語や漫才でも，演者が面白くて笑うのですが，よく観
察すると，周りの笑い声につられて，面白くなり，笑うという
ことがあります。社会的な動物である人間には，自分だけでは
なく，みんなが面白がれば，面白さが増幅されて，さらに面白く
なる（する）という傾向があります。しかし，人はあまのじゃく
でもあり，一つの街の住民全員が面白さを感じるようなものに
は，逆に冷めてしまって面白さは逃げていくようなこともあり
ます。

②珍奇なモノゴトは面白い

　人間は同じことの繰り返しが苦手です。退屈するからです。
退屈から逃れるためには珍奇なモノゴトに首を突っ込んで，遭
遇するのが手っ取り早い解決策です。人は新しいもの好きで
す。新しいモノゴトは，好奇心を刺激してやまず，刺激された
好奇心は，もっと見たい，嗅ぎたい，知りたい，触れてみたい，
味わいたい，聴きたい，考えてみたい，となります。

　虫を食べる食虫植物は珍奇ですが，人間を食べるほどの食人
植物は，珍奇を通り越して恐怖の対象になります。つまり，珍
奇であることは度を過ぎると，「ドン引き」になってしまいます。

③意外なモノゴトは面白い

　多かれ少なかれ，人間（特に大人）は，自分の思い込みを持って生きています。この「思い込み」は，学術的にはインターナル・モデルと言いますが，かみ砕いて，常識や世界観とも言ってもよいでしょう。これらから外れたモノゴト，逸脱したモノゴトには，意外性があり，意外性に人は，ときめくような面白さを感じます。何の科学的な根拠がないにもかかわらず，当たる予言には多くの人が人目をはばかりながらも，注目するようです。それは意外にも当たるからです。

④突飛なモノゴトは面白い

　並外れて風変りなモノゴトにも，私たちは面白さを感じます。突拍子もない奇抜なアイデアにも惹かれます。自分にはないモノゴトは，好奇心をくすぐり，それらを突飛なモノゴトとして感知します。呆れたりもしますが，やはり，突飛なモノゴトは面白いのです。並外れの「並」という表現は言い得て妙です。外れ値が大きすぎると，面白さを感じるどころか，違和感，回避欲求の方が強くなります。

　このように，面白さの源泉と私たち人間の反応を振り返ってみると，面白さの追求は幸福感に結びついていることが分かります。オモシロイことを探し，求め，首を突っ込み，やってみる，トライしてみる，行ってみる，味わってみる……。これらは，人に満足をもたらし，主観的な幸福感を増します。

　ワクワクすること，ドキドキするほどに面白いモノゴトに触れている時に，苦虫を嚙みつぶしたような不愉快そうな表情を

浮かべる人は，まずいません。むしろ，唇の両側の筋肉が持ち上がり，無垢な笑みを浮かべながら，面白いモノゴトに首を突っ込むものです。このちょっとした笑いが契機となって分泌される神経ペプチドは，血液やリンパ液を通じて体中に流れ出します。そして，それらの一部は，ナチュラルキラー細胞に付着し，ナチュラルキラー細胞を活性化します。その結果，活性化されたナチュラルキラー細胞は，がん細胞やウイルスなど，いろいろな疾患をもたらす基礎の部分を次々とやっつけてくれるので，免疫力が高まるというわけです。つまり，笑いには人の健康を増進する働きがあります。

✦ 多職種連携にも面白さを

　以上まとめると，人には，オモシロイと心底感じるモノゴトの周りに集まるという性質があります。面白いモノゴトの周りに集まってから，交流，そして協力や協働が始まります。逆に言うと，オモシロくないモノゴトの周りでは，交流，協力，協働が発生しがたいのです。そして，**図24**（P.114）に示すように，本当に面白いモノゴトを他者とコラボレーションしてやっている時，人は嬉々として幸福感を体感し，健康にもなります。医療安全や質を高めるといった大義名分や診療報酬制度の点数を確保するといった目的だけで多職種連携を行うと，面白さがどこかへ消えてしまいます。多職種連携の根っこの部分に，いかに面白さを仕込むか，そして，面白さを体感するのか，ということが重要なのです。

多職種連携は病院の生命線
＝組織ぐるみの学習を促進する〜G病院

 多職種連携は組織学習を活性化させる

　私たちはチームの中で多くを学ぶのと同様に，多職種連携は，学習の機会に満ちています。例えば前述したように（P.90参照），CAIPEによると，多職種連携教育とは，協働とケアの質を改善するために，複数の専門職が，共に互いから，互いについて学び合う時に生じるものである[12]，と定義されています。また，WHOによると，複数の専門職の学生が互いに学び，互いから学び合い，効果的な協働（コラボレーション）が行われ，健康上の成果を改善する時に，多職種連携教育は生じる[32]，とされています。

　また，前の節で見たように，看護学生時代の多職種連携教育は，臨床現場での多職種連携の推進に対して，ポジティブな効果があります（P.90参照）。このことに関しては，先の研究以外にも多くの報告があり，多職種連携教育は，現実の多職種連携に対して高い効果を及ぼすことも知られており，多くのエビデンスが示されています[33, 34]。

32）World Health Organization.（2010）. Framework for action on interprofessional education and collaborative practice. World Health Organization. https://apps.who.int/iris/handle/10665/70185（2021年10月閲覧）

33）Hammick M., Freeth D, Koppel I, Reeves S, Barr H. A best evidence systematic review of interprofessional education：BEME Guide no.9. Med Teach. 2007；29（8）：735-751.

34）Reeves S., et al. Interprofessional education：effects on professional practice and health care outcomes. Cochrane Database Syst Rev. 2008（1）：CD002213.

✦ 組織学習とは

　ここで注意が必要なのは，誰が学ぶのかということです。もちろん，多職種のスタッフそれぞれが個人として学びます。近年，学習の主体として，チームやグループといった小規模な組織を位置づける潮流が強まっています。つまり，経営学やシステム科学など，組織行動理論を扱う分野では，ミクロ的な個人学習やマクロ的な社会学習と対置するかたちでメゾ的な，つまり，マクロとミクロの中間の組織学習というとらえ方に注目が集まっています。

　例えば，現代の医療機関における看護職は，それぞれの個人が多様な事柄を学習すると同時に，看護部，病棟，ケアユニット，そして医療チームや多職種連携といったチーム単位でも絶えず継続的に学習しています。看護においては，時々刻々の看護実践，看護技術，看護提供方式，記録方式，個別の疾患ごとの介入方法，情報通信技術の応用，資源の配分，効率的な病床稼働，各種の業務改善，安全安心レベルの向上，看護サービスの質の向上，診療報酬制度の看護サービスへの影響，効果的な人的資源管理，効果的な組織行動の開発など，組織として学習する対象は増え続け，かつその範囲は拡大しています。

　組織は学習することによって，複雑な変化に対応します。あるいは自らが主体的に変化することもあります。組織学習は，複雑な相互作用の連続です。したがって，組織学習の性格も，何をどうとらえるのかによって異なってきます。例えば，Sengeは，「学習する組織とは，組織メンバーが継続的に学習し，その土壌が整っている

組織である」と，押さえた上で，学習する組織には唯一完全の姿が
あるわけではない。むしろ，変化の激しい環境下で，さまざまな衝
撃に耐え，復元するしなやかさを持つと共に，環境変化に適応し，
学習し，自らをデザインして進化し続ける組織である[35]としてい
ます。

　Crossanらは，組織学習を，個人，グループ，組織の３レベルで
展開・循環する洞察・直観，解釈，統合，制度化による力動的な現
象として，モデル化しています[36]。情報や知識を変換することに注
目すれば，組織学習とは，組織が新しい情報，知識を獲得してから，
その知識をルーティンに変化させ，組織の潜在的な行動範囲を変え
るプロセスであり，Huberが示す（ａ）知識獲得，（ｂ）情報分配，
（ｃ）情報解釈，（ｄ）組織記憶の４つの過程で構成される[36]こと
になります。

　Huberの研究以前の「組織学習」の研究のほとんどが（ａ）知識
獲得にのみ重点を置いたものでした。ところがHuberは，知識の獲
得に限定せずに，分配，解釈，組織記憶というワイドな射程に組織
学習のメカニズムを置きました[37]。第１章で取り上げた，組織学習
サブプロセス測定尺度の原作者であるFloresら[38]は，Huberが命名し

---

35) Senge, P. M. (1990). The fifth discipline : the art and practice of the learning
　　organization. New York.（ピーター・M・センゲ著，枝廣淳子他訳：学習する組織
　　―システム思考で未来を創造する，英治出版，2011.）

36) Crossan, M. M., Lane, H. W., & White, R. E. (1999). An organizational learning frame-
　　work : From intuition to institution. The Academy of Management Review, 24 (3),
　　522-537.

37) Huber, G. P. (1991). Organizational learning : The contributing processes and the
　　literatures. Organization Science, 2 (1), 88-115.

た下位尺度の名前から，構成概念妥当性を確保するためにも，Huber
の研究を参照して，さらに拡張しようとしたことが分かります。

✦ 組織学習と多職種連携の関係

このような背景から，G病院での調査では，組織学習と多職種連
携の関係を深掘りして調べてみることにしました。用いた尺度ツー
ルは，第1章で紹介したAITCS-Ⅱ-J（P.42参照）と組織学習サブプ
ロセス測定尺度（P.46参照）です。

重回帰分析にかけたところ，組織学習が，多職種連携に与える影
響（調整済みR²＝0.476）よりは，多職種連携が組織学習に与え
る影響（調整済みR²＝0.518）の方が高めに出ました。この結果
は言い得て妙なものでした。チーミングは組織学習の原動力なので
ある[39]，とエドモンドソンは主張しましたが，彼女は，組織学習は
チーミングの原動力であるとは言っていません。これは，組織学習を
推進することで多職種連携も一層進展しますが，多職種連携を進める
こと自体が，組織学習に資することの方が大きい，ということです。

ちなみに人は，多様な経験から学ぶ社会的な動物です。経験から
学習するという人間ならではの特性を分析したKolbは，「学習とは，
経験の変換によって知識が生み出されるプロセスである」ととらえ

---

38) Flores, L. G., Zheng, W., Rau, D., & Thomas, C. H. (2012). Organizational learning : Subprocess identification, construct validation, and an empirical test of cultural antecedents. Journal of Management, 38 (2), 640-667.

39) Edmondson A., C. (2012). Teaming : How Organizations Learn, Innovate, And Compete In The Knowledge Economy. Jossey-Bass. （エイミー・C・エドモンドソン著，野津智子訳：チームが機能するとはどういうことか──「学習力」と「実行力」を高める実践アプローチ，英治出版，2014.）

ました[40]。その上で、彼は、学習を動的にサイクルで表現しました。有名な彼の経験学習のサイクルは、「①具体的な経験を積む→②その経験を振り返る（内省）→③教訓を引き出す→④新しい文脈に応用する」となります。この経験学習サイクルは、日本語文献でも多数引用されているので、ここでは深入りしません。いずれにせよ、人は組織において、さまざまな経験を積み、そこから学ぶという性質に注目すれば、組織的経験学習、略して組織学習というジャンルが成立します。

さて、うんちくはさておき、組織学習を従属変数（目的変数）にして、多職種連携（AITCS-Ⅱ-J）を独立変数（説明変数）と置き、重回帰分析をしたところ、興味深いことが明らかになりました。多職種連携における「調整」の下位尺度が、組織学習サブプロセスにおけるすべての因子、つまり、情報獲得、情報分配、情報解釈、情報統合、情報記憶のすべてに有意に影響を与えていたのです（**表1**）。

臨床現場では、時々刻々、多種多様な調整が繰り返し、繰り返し行われています。実は「調整」することは、その「調整」が行われる組織から見ると、学習することそのものなのです。また、調整やすり合わせが不徹底だったために引き起こされてしまった医療事故は枚挙にいとまがありません。多職種連携—組織学習—医療の質・医療安全という相互連関が見えてきます。

Huberは、学習は意識的あるいは意図的である必要はないと言います[37]が、この指摘は実に核心を突いています。私たち個人にとっ

---

40) Kolb, D. A. (1984). Experiential learning : Experience as the source of learning and development (Vol.1). Englewood Cliffs, NJ : Prentice-Hall.

独立変数	組織学習		情報獲得		情報分配		情報解釈		情報統合		組織記憶	
	β	p値	β	p値	β	p値	β	p値	β	p値	β	p値
パートナーシップ	0.068	0.312	0.074	0.340	0.019	0.787	0.061	0.402	0.115	0.133	0.075	0.325
協力	0.128	0.086	0.066	0.455	0.083	0.293	0.201	0.016*	0.068	0.398	0.104	0.212
調整	0.526	0.000**	0.457	0.000**	0.550	0.000**	0.372	0.000**	0.477	0.000**	0.446	0.000**
調整済みR²	0.532		0.373		0.469		0.450		0.468		0.407	
有意確率	0.000**		0.000**		0.000**		0.000**		0.000**		0.000**	

*p＜0.05，**p＜0.01
属性による組織学習への影響は調整変数を独立変数に投入して排除している

ては，学習であると認知し得ないような日々の業務の調整であって
も，組織にとっては，貴重な組織学習が時々刻々進展しているので
す。時々刻々の調整，調整に継ぐ調整は，それ自体が組織学習のた
ゆまぬ実践であるということを胸に刻みつけたいものです。

院内チームごとの差異を明らかにした H病院

✦ H病院とチームステップス

　急性期のH病院は，病院の特性上院内に多数のチームをつくって
います。また，チームステップス（Team Strategies and Tools to
Enhance Performance and Patient Safety：Team STEPPS）を導入
することによって，安全性向上に必須なチームワークを鼓舞するこ
とに余念がありませんでした。

チームステップスは，医療の成果と安全を高め，良好なチームワークをつくり上げるためにチームで取り組む方法がまとめられた患者安全推進策です。アメリカ国防総省や航空業界などの高信頼性組織（高い信頼性を醸成することを目指す組織）での事故対策実績を元にアメリカで作成された安全推進策です。現在は日本国内でも展開されています。

チームステップスは，医療の成果と安全を高めることに資する良好なチームワークをつくり上げる方法であるとされます。①成功ではなく失敗に注目する，②単純な解釈はせずに，複数の解釈をする，③自分たちの一挙手一投足の細かな行為に敏感になる，④組織と人の回復力（レジリエンス）を高める，⑤医療専門職の専門性や専門知識を尊重する，といったバックボーンを持つとされます[41]。このような事柄をコミュニケーションを通して院内全体に展開するのです。

H病院でチームステップスを導入して数年が経ちました。チームステップスの基本や応用をきちんと行えば院内業務，院内のすべての医療チームのパフォーマンスが「着実」に向上すると期待していたのですが，現実はそう単純ではありませんでした。院内には多数のチームがあり，チームステップスの一貫した方法論で運営されているはずなのですが，どうもチームによって温度差や熱心さの強弱，濃淡があり，不協和音も至るところから聞こえてくるのです。

41）東京慈恵会医科大学附属病院ホームページ：医療安全文化の醸成に向けて（Team
　　STEPPSを活用して高信頼性組織を目指す）
　　https://www.hosp.jikei.ac.jp/diagnosis/administration/security/security_02.html
　　（2021年11月閲覧）

ICT　　AST　　医療安全3部会（療養環境部会・医療機器部会・医薬品部会）
褥瘡対策実践委員会　　摂食嚥下・リハビリテーション委員会（チーム兼任）
NST　　RST　　緩和ケアチーム　　チームステップスワーキンググループ
認知症ケア委員会（DST）　　接遇・ハラスメント委員会
DiNQLワーキンググループ　　入退院支援センターワーキンググループ
心不全ワーキンググループ　　ICLS運営委員会　　静脈注射委員会
糖尿病教室ワーキンググループ

　H病院には，ざっと**表2**のような医療チーム，ワーキング・グループ，そして委員会が活動しています。これら広義のチームが，それぞれの役割分担に応じて，院内外の問題や課題を精査して，問題点のありかを探り出し，対策を考案し，実際に対策を実行して，それらの結果を評価して，さらに改善を加えています。

　そこで，**表2**の医療チーム，ワーキング・グループ，委員会を属性として指定してAITCS-Ⅱ-Jの測定を病院全体の全職種に対して実施したのです。

　まず，所属するチームの有無によるスコアの差異を見てみましょう。先に紹介したD病院では，所属する医療チームがある人の方が，そうでない人よりも，多職種連携の実態に対する認識は相対的に高いという結果が出ました（P.89参照）。ところが，H病院での調査結果は，それとは逆で，所属チームがない人の方がある人よりも多職種連携の実態に対する認識が高めに出たのです（**図25**）。

　実際にチームに所属して，日々難題を抱えて容易ではないコミュニケーションに取り組んでいる従業員の方が，低めのスコアが出ているということは，H病院の組織風土を分析した結果と照らし合わ

▌図25 所属するチームの有無によるAITCS-Ⅱ-J平均スコア

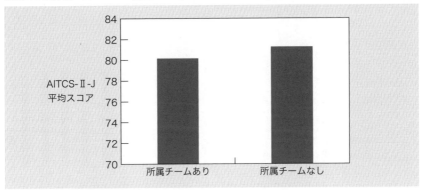

せると，ほぼ予想どおりでした。H病院では，専門分野で熟達した経験を積んでいる専門職がアポイントメントされています。それだけに，チームワークに対する期待値や要求水準も高く，チームワークの現状を厳しく認識しているということが示唆されます。

　次に，医療チーム，ワーキング・グループ，委員会でスコアに差はあるのか・ないのか？　誰しもがこんな疑問を持つことでしょう。所属するチームごとのAITCS-Ⅱ-J平均スコアは異なっていました（**図26**，P.128）。

　チームステップスの方法論は，それなりに素晴らしいものである，と私は思います。しかし，チームステップスの方法論を金科玉条のようにとらえ，盲目的になるのは危険な側面があるのではないでしょうか。例えば，チームワークの現状を客観的に見る一つの契機として，AITCS-Ⅱ-Jを含めたサーベイを定期的に行い，チームごとの機能面の差異を明らかにして，チーム活動の改善のきっかけをつかむ，というアプローチも大いにありだと思います。

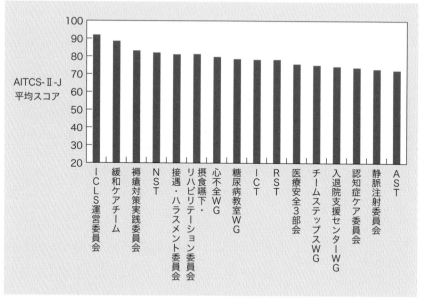

AITCS-Ⅱ-J
平均スコア

（縦軸）100, 90, 80, 70, 60, 50, 40, 30, 20

ICLS運営委員会
緩和ケアチーム
褥瘡対策実践委員会
NST
接遇・ハラスメント委員会
摂食嚥下・リハビリテーション委員会
心不全WG
糖尿病教室WG
ICT
RST
医療安全3部会
チームステップスWG
入退院支援センターWG
認知症ケア委員会
静脈注射委員会
AST

©2021「多職種協働チームのヘルスケアサービスの質に対するインパクトの国際的実証研究」
（19K10491）科研チーム

コラボレーティブ・リーダーシップが 多職種連携を活気づけるI病院

✦ 見よう見まねのリーダーシップ

　I病院は，長年多職種連携に取り組んできました。地域に対しては，積極的に入退院をとっかかりとして地域連携を推進し，院内的にも大小40余りのチームが活動しています。ある時，病院長，看護部長を含む皆さんと多職種連携に関する会議を持ちました。

　「臨床現場には，本当にたくさんのチームが日々，動いています

よね。成果があるチームと成果がないチームの一番の違いは何だと思いますか？」

「そうですね。やはり足腰が強くて，多職種を引っ張り込み，関係者を鼓舞できるリーダーの存在ですかね」

「病院長は，多数のチームのまとめ役として，おっしゃるようなリーダーの総元締めですよね」

「いやいや，マネジャーやリーダーになることを目指して医者になるような人はいませんよ。僕は，こうして，たまたま病院長をやっているだけで，前任者や身近なリーダーやマネジャーを見よう見まねで，やっているだけなんですよね」

謙遜しているので，Ｉ病院の病院長の言葉は割り引いて解釈する必要がありますが，それでも，彼の口からは本音が語られたと思います。アメリカなどでは，病院経営者は，医療経営学（Healthcare Management）の大学院課程で，マネジメントやリーダーシップのトレーニングをきっちり積むことが，社会的な合意事項となっています。その根底に横たわる考え方は，リーダーは生まれつきのものではなく，育成できるという信念です[42]。

それに対して，日本では，特に日本の医療界では，マネジメントやリーダーシップの教育はほとんどなされてきませんでした。1990年あたりから徐々にMBA（経営管理学修士）を，遅れてMOT（Management of Technology：技術経営学修士）を取得できるビジネス・スクールや専門職大学院が日本でも増えはじめましたが，ヘ

42) MaCall, M. W. Jr. (1988) Developing Executives through Work Experience, Human Resources Planning 11, No.1：1-11.

ルスケア・バージョンのマネジメントやリーダーシップの大学院課程はまだまだ貧弱です。後天的に徹底的にトレーニングすればマネジメントやリーダーシップは開発されるという信念はあまりなく，産業界の企業経営者も病院長も「見よう見まね」の部分が相当に大きいのです。

　話がやや脱線しましたが，こんな雑談が経緯となり，コラボレーティブ・リーダーシップの実態認識と多職種連携の実態認識の関係を科学的に明らかにしてみようということになりました。

　因子分析，モデル適合後評価，信頼性評価を行い，コラボレーティブ・リーダーシップ尺度（P.59参照）は一定の信頼性と妥当性があると判断されました。もちろん，厳密に言えば，１病院のみのデータなので，今後，複数病院でサーベイを行い，精度を高め，検証する必要があります。

コラボレーティブ・リーダーシップが
 多職種連携に与える影響

　コラボレーティブ・リーダーシップ，つまり，メンバー同士が相互に尊重し，支え合い，責任を共有して，リーダーはメンバーをエンパワメントするというリーダーシップ・スタイルは，多職種連携にどのような影響を持つものなのでしょうか。

　これらを明らかにするために，多職種連携協働を計測するAITCS-Ⅱ-Jスコアを従属変数（目的変数）とし，コラボレーティブ・リーダーシップ尺度スコアを独立変数（説明変数）として，重回帰分析を行いました。その結果が**表3**です。

▌表3 AITCS-Ⅱ-Jとコラボレーティブ・リーダーシップの関係（重回帰分析）

独立変数	AITCS-Ⅱ-J	
	β	p値
相互尊重と支え合い	0.295	＜0.001
責任の共有	0.234	0.001
チームメンバーへのエンパワーメント	0.335	＜0.001
調整済みR²	0.663	
有意確率	＜0.001	

n＝362

　テクニカルなことですが，調整済みR²が0.663であり，分散説明率は高いものでした。つまり，コラボレーティブ・リーダーシップの実態に対する認識が高ければ（低ければ），多職種連携協働の実態に対する認識が高い（低い）ということが示唆されました。統計数値に関する解釈は，とかく持って回ったような言い方をしますが，簡単に言えば，コラボレーティブ・リーダーシップが発揮されている医療チームや職場は，多職種連携がうまく進んでいることが示唆されます。

　さらに，**表3**を詳細に見ると，「相互尊重と支え合い」の標準化係数β＝0.295（p＜0.001）であり，「エンパワメント」の標準化係数β＝0.335（p＜0.001）を示したことから，コラボレーティブ・リーダーシップの相互尊重と支え合いとエンパワメントが多職種連携にはポジティブに効いていることが分かります（**図27**）。

　上意下達，つまり，上位の者の意思や命令を，下位の者に徹底させることや指示命令というよりは，むしろ相互尊重と支え合いを下

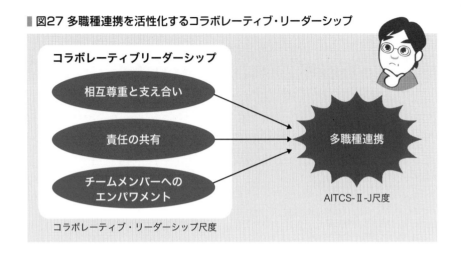

■図27 多職種連携を活性化するコラボレーティブ・リーダーシップ

コラボレーティブリーダーシップ

相互尊重と支え合い

責任の共有

チームメンバーへの
エンパワメント

多職種連携

AITCS-Ⅱ-J尺度

コラボレーティブ・リーダーシップ尺度

支えして，メンバーに対して権限委譲もし，動機づけ，行動支援を
惜しまないエンパワメントできるリーダーが，多職種連携における
有効なリーダー像として浮彫りになりました。リーダーシップ開発
という点については，第4章でさらに深掘りしていきます。

コラボレーティブ・リーダーシップで組織学習を活性化せよ

コラボレーティブ・リーダーシップが組織学習に与える影響

　さらに興味深いことも分かってきました。第2章で組織学習の実
態を計測する尺度について紹介しましたが，同じくⅠ病院で，コラ
ボレーティブ・リーダーシップと組織学習の実態認識について調査
してみました。こんな雑談が印象的でした。

「そもそも個人が学習することは，分かりますよ。医学部に入学するための受験勉強もねじり鉢巻きで頑張ったし，医師免許を取る時の受験勉強もそれなりにやりましたから。組織が学習するって，よく分からないのです。だって，組織には脳がないじゃないですか」

「ですよね。昔の病院にはパソコンなんか置いてなかったですよね。でも今は，ほとんど全職員がパソコンで仕事をしています。つまり，皆が行うルーティンワークがパソコンの普及のためにガラッと変わりました。昔は，一人ひとりの記憶や紙に情報が格納されていましたが，それらがハードディスクという脳の代替物に，そして最近では，クラウドに格納されるようになりましたよね。人間の脳ほど緻密じゃないんですけど，こと記憶に関しては，脳の代用物，または脳とリンクするクラウドが登場してきています。これが組織学習の一つの事例です」

「なるほど。パソコンやクラウドが組織学習と関係があることは分かりましたが，ほかに組織が学ぶということを説明するものって何かありますか？」

「例えば，AさんがBさんにリーダーシップ理論に詳しい人って誰かいませんか，いたら紹介してよって，頼むとしましょう。そこでBさんは，AさんにCさんを紹介しました。Cさんのリーダーシップ理論の説明を聞いてAさんは，とても勉強になりました。この場合，確かに，Aさんは，Bさんの紹介でCさんと知り合い，新しいことを学習したわけです。組織学習のポイントは『関係性』なんですよね」

「…というと？」

「BさんとAさんの『関係性』が，新しくCさんという新しい存

在を取り込んで，Ａさんと Ｂさん，そして Ｃさんという『関係性』が新しいことを学んだのです。これも組織学習の一事例です」

「なるほど。病院でも組織学習の事例ってあるのですか？」

「４Ａ病棟は，昨年，院内発症の褥瘡が数例出ましたよね。そこで，医師，病棟看護師長，看護師，看護助手，セラピスト，栄養士などが集まって対策会議を５回くらい開きましたよね。今年は，院内発症の褥瘡はゼロとなりましたよね。これは，誰か特定の個人のお手柄ですか？　いや，違いますよね。チーム全体で実現した成果ですよね。成果をもたらした学習の主体は，チーム全体です。だから，組織学習が成立していると言えるのです」

「なるほど。病院長としては分かりやすい事例ですね。ということは，チームが共有している脳があるっていうことですか」

「はい，そうです。もちろん，チームの各メンバーの脳は個人個人のものなのですが，脳と脳が，そして，個々の認知と認知が個人を超越して，つながって，チームとしての学習を成り立たせているのです」

「ほかにも組織学習を説明する面白い事例のようなものはありますか？」

「例えば，今，院長が内ポケットの中にしまっているスマートフォンです。スマホというイノベーションは，誰かの個人の学習だけで生まれたのでしょうか。違いますよね。ソフトウェア・プログラマ，オープン・ソースの開発者，デザイナー，半導体の供給者，蓄電池の技術を保有する企業，マーケッター，取引会社，広告代理店，顧客…など，いろいろな人たちが，複雑にかつ相互依頼的に集合的に学習して，スマホを生活で活用するという新しいルーティンをつく

り出し，かつ，人々がこぞって受け入れたから，社会にインパクトを与えるイノベーションになったわけですよね。イノベーションも，大きな組織学習と言えるのですよ」

病院長は，また，「なるほど」と言ってうなずきました。

組織学習の面白さは，ある意味，このような禅問答のような奥深さにもあります。いずれにせよ，今日，経営学や医療経営学の領域，そして，臨床現場のイノベーティブな活性化のためには，組織学習を組織に取り込み，定着化し，さらに推進することは必須であると見なされています。

このようなことを背景として，同じくＩ病院で，組織学習とコラボレーティブ・リーダーシップの関係を分析してみました。コラボレーティブ・リーダーシップを独立変数，そして，組織学習を従属変数として，重回帰分析を行った結果，**表4**を得ました。

調整済みＲ^2＝0.532という数値は，分散説明率が高いことを示しています。「相互尊重と支え合い」（β＝0.294，p＜0.001），

▌表4 組織学習とコラボレーティブ・リーダーシップの関係（重回帰分析）

独立変数	組織学習	
	β	p値
相互尊重と支え合い	0.296	＜0.001
責任の共有	0.155	0.064
チームメンバーへのエンパワーメント	0.326	＜0.001
調整済みＲ^2	0.532	
有意確率	＜0.001	

n＝366

©2021「多職種協働チームのヘルスケアサービスの質に対するインパクトの国際的実証研究」（19K10491）科研チーム

「チームメンバーへのエンパワメント」（β＝0.326，p＜0.001）は，コラボレーティブ・リーダーシップの「相互尊重と支え合い」と「チームメンバーへのエンパワメント」という性質が，組織学習に影響を与えていることを示唆しています。

やや敷延して言うと，コラボレーティブ・リーダーの存在は，チームの個人としての学習のみならず，チーム全体としての組織的な学習を出現させるのです。学習によって，何かに気づくこともあれば，新しい仕事の流れ，方法，コツを含めたルーティンに変化がもたらされることもあります。これらの変化の触媒となるのが，コラボレーティブ・リーダーの存在です。責任を一緒に取るということも大切ですが，むしろそれ以上に，メンバーを尊重し，メンバー同士が尊重し合うようにも仕向け，また，メンバー一人ひとりを元気づけ，勇気づけ，鼓舞して，動機づけ，あるいは権限を委譲するということで，メンバー個人のレベルを超越した組織学習という別次元の学習を促進するのです。

✦ コラボレーティブ・リーダーは多職種連携と組織学習の強力なハブ

以上の分析をまとめてみると，**図28**のような関係図を得ることができます。つまり，多職種連携は，一定程度，組織学習に影響を与えている。そして，コラボレーティブ・リーダーシップは，多職種連携と組織学習の双方に影響を与えているということです。

このように，シンプルに３者の関係を配置してみて，改めて気がつくことは，リーダーシップの重要さ，特に，コラボレーティブ・

■ 図28 コラボレーティブ・リーダーシップと組織学習，多職種連携協働の関係

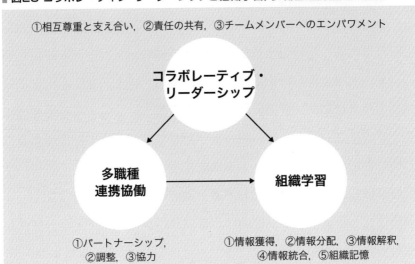

①相互尊重と支え合い，②責任の共有，③チームメンバーへのエンパワメント

コラボレーティブ・リーダーシップ

多職種連携協働

組織学習

①パートナーシップ，②調整，③協力

①情報獲得，②情報分配，③情報解釈，④情報統合，⑤組織記憶

リーダーシップの本質的な大切さです。その重要さは，強調しても強調しすぎることはありません。なぜなら，多職種連携やチーム医療といったチームワークを盛り上げるリーダーのスタイル一つで，多職種連携や組織学習の成否が左右されることが示唆されるからです。

　第2章の目的は，あくまでもデータの可視化です。第4章の「コラボレーティブ・リーダーシップはMACEスパイラルを上昇させる」（P.248）で，さらに掘り下げていきたいと思います。

　ひと昔前のリーダーは，他人をして事を為させる（Getting things done through others）ことに力点が置かれていました。業務遂行のためのリーダーシップです。製造や販売など，役割が所与のものとして固定され，指揮命令系統がヒエラルキー状に階層化されている組織では，おそらくは，このようなスタイルのリーダーシップも有効でしょう。

医療機関ではどうなのでしょうか。チームが臨機応変に結成されることもあれば，解消されることもある。突発的な急患が突如，ICUに収容されることは日常茶飯事。臨床技術のイノベーションにも適応して，次々と新しい治療法，手順，業務プロセスを生み出さなければなりません。一言で言えば，医療機関，そして，多職種連携によって成り立つチームは，絶えず学習しなければ成果を実現することはできません。そのチームを構成するメンバーとして，普段の学習が求められます。他人をして事を為させるリーダーではなく，多職種連携と組織学習のハブのようなコラボレーティブ・リーダーが求められています。

多職種連携に必要な多面的なアプローチ

本章では，多職種連携を中心にして，組織学習，心理的安全性，コラボレーティブ・リーダーシップ，主観的健康感，主観的幸福感，対人やりとり相互作用不安などの概念とそれらを可視化する尺度を医療機関で使い，実際にデータを分析して，発見した事柄について深掘りしてきました。これらをまとめると，**図29**のようになります。

つまり，多職種連携やチーム医療は，それ自体で成立するものでは決してありません。まず，コラボレーティブ・リーダーシップというリーダーの特性が色濃く多職種連携に影響を与えます。そして，コラボレーティブ・リーダーシップと多職種連携は，組織学習

■図29 多職種連携を取り巻く要素とその関係

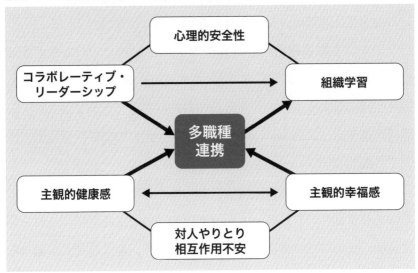

にも影響を及ぼします。さらに，心理的安全性をいかに醸成してい
くのかというテーマも，コラボレーティブ・リーダーシップや組織
学習と深く関係します。つまり，目にはなかなか見えづらい，コラ
ボレーティブ・リーダーシップ，組織学習，心理的安全性との連関
で，多職種連携やチーム医療をとらえることがぜひとも必要です。

　さらに本章では，個々人がそれぞれ感じる主観的健康感や主観的
幸福感といった要素も，多職種連携やチーム医療の推進にとって，
決して無関係ではなく，むしろ重要なファクターであるということ
を見ました。対人関係づくりに対して過度なストレスを感じやす
く，対人関係を苦手とする対人やりとり相互作用不安が強い人は，
主観的健康感や主観的幸福感を感じにくいという傾向も一瞥しまし
た。このような傾向を持つ人々は，たやすく心理的安全性が脅かさ
れるという心象を持ちやすいので要注意です。

重要なことは，多職種連携やチーム医療を取り巻くこれらのすべての要素は，複雑に，かつ相互依存的につながり合っているということです。多職種連携やチーム医療を活性化させていこうとする時，「目標を共有しよう」「コミュニケーションをとろう」「役割分担を明確にしよう」というような一般的なあるべき論ではなく，多職種連携やチーム医療に関係する主要な要素との関係性を視野に置いて多面的なアプローチをすることが重要です。

　また，これらの要素は，現代社会のヘルスケアにのみ特有なものではありません。むしろ，人類は進化のプロセスを経て，これらの要素を，長い時間の経過と共に，家族，部族，種族など人が織りなす社会において，人と人との協力関係に織り込んできました。次章では，人類の進化史をトレースしながら，これらのテーマが，いかに人類が営々と築き上げてきた協力関係に深く根付いているのかについて，深掘りしていきましょう。

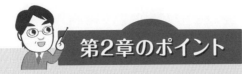

第2章のポイント

- 可視化ツールを上手に使えば，多職種連携（チーム医療）にかかわる多様で幅広い課題や問題を明確化することができる。そうすることによって関係者のものの見方について，合意形成しやすくなる。

- 無料で使えるクラウドサービスなどを活用すれば，低コストでサーベイを実施できる。

- 可視化されたデータを，対話と相互承認の場の中に持ち込んで，新たな集合的な気づきを共有することこそ，組織行動変容への第一歩である。

- 主観的幸福感，主観的健康感は，多職種連携やチーム医療を推進する上で大切なファクターである。

- 上意下達，つまり，上位の者の意思や命令を下位の者に徹底させることや指示命令型のリーダーはだめ。むしろ相互尊重と支え合いを下支えして，メンバーに対して権限委譲もし，動機づけ，行動支援を惜しまないエンパワメントできるリーダーが多職種連携を促進できる。

- コラボレーティブ・リーダーは相互尊重，支え合い，エンパワメントによって組織学習を促進させる。

- 多職種連携（チーム医療）は，組織学習，心理的安全性，コラボレーティブ・リーダーシップ，主観的健康感，主観的幸福感，対人やりとり相互作用不安などとの関連でとらえるべきである。

コラボレーションの進化史で読み解く現代のヘルスケア

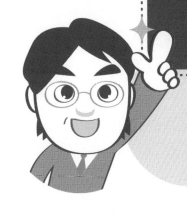

第1章，第2章では，可視化尺度とその臨床現場での応用について見てきましたが，第3章では，視点を一転させます。すなわち，大きな時代の変遷を俯瞰して，人類史に埋め込まれたコラボレーションについて考えてみましょう。

　本章では，ヒトのヒトたる進化で現れた種をホモ・コラボレタス（協力する人）ととらえます。そして，力を合わせて協力すること，つまりコラボレーションが，人と人が織りなす社会の進化の原動力と推進力となっていたことを描写します。そうすることにより，現代社会のコラボレーションにかかわる問題やヘルスケア・セクターのコラボレーションのあり方について洞察を得ます。

ホモ・コラボレタス（協力する人）の登場

✦ コラボレーションの始まり

　約700万年前に，四足歩行だった猿がアフリカ大陸のサバンナで時々，直立歩行を始め，常に直立歩行する原人，つまりホモ・エレクトスが登場しました。直立歩行をするようになると，両手が地面から離れ，その両手で人はいろいろなことを行うようになりました。

　私たちの遠い先祖のホモ・エレクトスがサバンナに住み，狩猟採集をしていた頃，彼らは肉食獣など多くの外敵の脅威にさらされていました。肉食獣の脅威から逃げて危険を回避する。立ち向かい攻撃を加える。外敵の縄張りを侵さないようにして，ある意味，肉食

獣たちとの棲み分けを試み迎合する。このような生存を図る心理的反応傾向が，ホモ・エレクトスの内面に深く染み込み，後に登場するホモ・コラボレタスを経て，現代人にも継承されています。現代に生きる私たちも脅威に直面する時，回避したり，攻撃を加えたり，迎合したりするのは，進化の過程で深く刷り込まれた生存欲求に根差した反応です。

さて，チンパンジーの骨盤は平べったい板状ですが，人間の骨盤は，お椀のような形をしています。このお椀のような形をした骨盤が，直立した胴体の底で，腸などの内臓の重さを支えます。これで，内臓の重さを支えると同時に，骨盤上部が広がってお尻の筋肉が大きく発達し，直立姿勢が安定しました。

また，ヒトは他の動物に比べて圧倒的に大容量の脳を持つようになり，ヒトの赤ちゃんは，狭くなった産道から大きな脳が納まった大きな頭を無理して通して生まれざるを得なくなりました。ただし，胎内で産道よりも大きな頭に育ってしまうと出産は不可能になるので，脳が成長して頭が大きくなりすぎる直前のギリギリの時点で出産することで，ヒトの進化は折り合いをつけました。このように，ヒトの赤ちゃんは他の哺乳類と比べ，明らかに未熟な状態で生まれるようになりました。

一方，母親も一人では出産できず，出産や育児に関する太古の知恵を持つ他者（ずっと後世になってから，ミッドワイフ，お産婆さんと呼ばれ，現代ならば助産師）の介添えを要するようになりました。また，母親は乳幼児を抱えたままでは，独力で外敵の攻撃を防御しながら食料や安全な睡眠場所を確保することはできません。人々

は，出産の前後から脆弱な母子をケアし，次世代の種の存続をかけて，母子を中心として，隣人たちと協力，コラボレーションをするようになりました。第2章で検討したコラボレーティブ・リーダーシップとは，現代的なリーダシップというよりむしろ太古のコミュニティに淵源します。

歴史学者のハラリは，「人間が子供を育てるには，仲間が力を合わせなければならないのだ。したがって，進化は強い社会的絆を結べる者を優遇した」[1]と述べています。ハラリは現代人なので，社会的絆という用語を使っていますが，旧石器時代では，もっと親族，部族，種族的な共同体的な絆だったことでしょう。

進化において，種としての成功か失敗の基準は単純明快です。その基準とは，繁殖できるかどうか，遺伝子を次世代につなぐことができるかどうか，です。人類学者のサラ・ハーディーは，共同保育こそが，人間の独自性を決定するものであるとし，「生物が共同保育をするのに大きな脳は必要とされないが，ヒト科が大きな脳を進化させるためには，保育と食糧供給における協力が欠かせなかった。はじめに，共同保育ありき，なのである」[2]と言います。

ヒトは，大きな脳を持って，脆弱な状態で生まれるようになりつつも，周囲の人々が力を合わせてケアするというコラボレーションで補い，種の持続を担保してきました。このようにしてヒトは，出産・育児を一つの契機として，コラボレーションすることを進化の

1）ユヴァル・ノア・ハラリ著，柴田裕之訳：サピエンス全史―文明の構造と人類の幸福 上，河出書房新社，2017.
2）Hrdy, S. B., (2011). Mothers and Others：The Evolutionary Origins of Mutual Understanding. Belknap Press.

過程に深く埋め込んだのでした。周りのヒトと力を合わせる。お互いに助け合って心理的安全性を高め合う。進んでコラボレーションする。他者の利益になることをする。お互いにとっての居心地の良さに配慮する。そのように行動することによって，原初的な共同体の健康を持続させ，間接的に自分の健康や居心地の良さも確保しました。そして，進化は，そのような他者とコラボレーションできる個体，種を優遇しました。ヒトが進化の大半を過ごした旧石器時代では，生存のために食糧と安全を確保することが至上命題でした。そのため，日常的には30〜50人くらいの狩猟採集のための野営集団（バンド）と呼ばれる集団で活動し，150人程度で成り立つ結束力の強い共同体（メガバンド）が生活の中心となりました。

　ホモ・コラボレタス（協力するヒト）は，こうしてヒトの原初的共同体に静かに登場し，おそらくは，ケアすることと協力することを一体的に学習した種が，進化の淘汰と選択のプロセスを生き残ったと推測されます。集団として，互いをケアして，コラボレーションしてうまくやっていくことが，個としての生存と繁栄につながる。この集団としての適応が，ホモ・コラボレタスの進化に埋め込まれたコードです。

✦ 毛づくろいから
ホモ・コラボレタス（協力する人）への進化

　ダンバーによると，旧石器時代の人の生活は4つのアクティビティから成り立ちます。つまり，一日の生活は，「摂食」「移動」「休息」そして，集団の絆を維持するための「社交」[3]です。特に決定

的に重要なのは，社交です。類人猿の段階では，社交は毛づくろい（グルーミング）でした。ヒトは，同じ集団の仲間とポジティブな関係性を持とうとする動物ですが，この特質は類人猿の毛づくろいにまでさかのぼります。お互いに毛づくろいをやり合うと，幸福感や安心感をもたらす脳内の神経伝達物質のエンドルフィンの分泌をもたらすことが，類人猿を対象とする医学的な実験により分かっています。グルーミングとそれによってもたらされる群居感情が，共同体の絆づくりとなりました。「摂食」「移動」「休息」だけでは集団を維持することは困難で，「社交」が進化の過程で生まれたのです。人類において，毛づくろいは形を変えて継承され，スキンシップや雑談になっています。

現代では，いきなり職場で毛づくろいやスキンシップをすると，「ハラスメント」になってしまい騒ぎになるので，このような行為はタブーです。現代において，毛づくろい的な行為の代表は雑談ですが，その意外ながらも決定的な重要性については，第4章で改めて取り上げます。

さて，社交に意図と目的が加わることによって協力が始まります。社交や協力は，つとめて社会的で複雑な認知活動です。そのような複雑な認知活動を行うに従って，**図1**で示すように，脳の容積が増えはじめました。50万年前，ヒトの先祖の脳容積は，600cm^{3}から1,200〜1,500cm^{3}へと約2倍の大きさになりました。前頭前野を中心に脳の容積が増加した一つの有力な理由は，意図的な社

3）ロビン・ダンバー著，鍛原多惠子訳：人類進化の謎を解き明かす，インターシフト，2016.

▌図1 人類の進化とコラボレーション

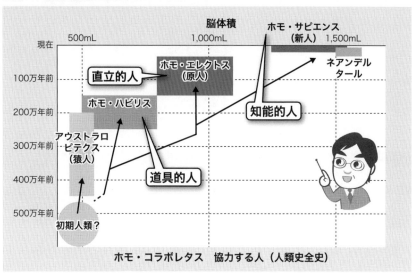

ホモ・コラボレタス　協力する人（人類史全史）

交，つまり複雑で相互依存的な協力するために社会的で複雑な認知活動を集団的に行うようになったからです。

　前述したダンバーは，「社会脳」仮説を唱えています。この仮説は，社会の規模が大きくなり，ヒトの社会的行動が相互依存的になり複雑になると，脳（新皮質）の容量が増大するというものです。意図的に，共同体の絆を深めようとする時に，笑い，歌，踊り，祈りが複合して祝祭となっていきました。そして，ケアとコラボレーションと祝祭は，切っても切れない親和的な関係があり，人類史を通底しています。

　前述したハラリの言葉を敷延すると，ケアするためには仲間が力を合わせなければならず，進化は強い社会的絆を結べる者を優遇した，とも言えるでしょう。F病院（P.103参照）でも，主観的幸福感が強い人たちは進んでコラボレーションをするし，主観的健康感

が強い人たちはそうでない人たちに比べて前向きに多職種連携を認識しています。700万年前の気の遠くなるような過去と今日をつなぐように，ホモ・コラボレタス（協力する人）は，静かに，でもたくましく進化のプロセスをサバイブして現代にまで至っている。そうとらえることができるでしょう。

狩猟採集時代のクセ（＝行動特性）は現代人にも引き継がれている

　約200万年前，ホモ・ハビリス，つまり道具を使う人が登場しました。固い石を叩いたり，削ったりして矢じりや斧の先のような道具を使用するようになったのです。仲間の作った切れ味鋭い矢じりを真似たり，改善したりもしました。人類史の一大画期です。この辺りの時代から人の脳の容積は急激に増加します。

　ヒトとチンパンジーの共通祖先が分岐したのはおよそ500万年前のことと推定されます。ホモ・サピエンスとホモ・エレクトスの共通祖先が分岐したのは，およそ20万〜180万年前のことでした。原始的とはいえ道具を得たホモ・ハビリスは，仲間を盛んに真似して，より加工しやすく，より強度が高い石を探し出し，模倣し加工して各種の道具として当時の社会としては広範囲に利用していました。おそらくは，当時の人々は，自分の属する部族を身近な「社会」として見立てていたので，社会学習とは部族の組織学習だったことでしょう。

　さて，長野県の和田峠・霧ヶ峰周辺は，黒曜石が産出する場所が

数多くあり，本州最大の黒曜石原産地と言われています。筆者は自転車ツーリングの途上，和田峠辺りで，黒曜石のキラキラと黒光りする露頭を垣間見たことがあります。その黒曜石は，エイヤと打ち割ることによって，容易に鋭い刃を持つカケラにすることができます。石器時代にはそのカケラにさらに細工を加えることでさまざまな道具を作っていました。

　当時，この黒曜石の人気は高く，黒曜石の周辺にはさまざまな連携や協力のネットワークが躍動していました。それらの協力の痕跡は遺跡に残っています。原産地周辺の和田峠の麓のみならず，本州中央部の広い範囲において，部族と部族を越えて，石器時代における画期的な石器の材料として盛んに採掘，流通，交易，利用されました。

　和田峠の黒曜石で作られたナイフが青森県の三内丸山遺跡からも出土していることから，縄文の人々は，800km以上もの距離を歩いて交易していたことが確認されています。これらは黒曜石を中心に体系的で大規模な協力関係を基礎にした人間活動システムが生きづいていた証拠でしょう。

　16,000年前に始まり3,000年くらい前まで続いたとされる縄文時代には，火も使われていました。火の利用も人間にとって一大画期をもたらしました。外敵から身を守る。水を温めてお湯にする。肉や魚を調理する。暖をとる。これらの実用以外にも火はある種神秘的，美的な存在で，人の想像力と創造力を心の深いところで刺激し鼓舞する作用があります。

　人類学者の竹倉史人は，独自の土偶プロファイリングによって，

土偶は，縄文人の姿でも，妊娠女性でも地母神でもなく，「植物」の姿をかたどっていることを明らかにしました[4]。土偶の材料となる土を掘る人，運ぶ人，土偶をデザインして製作する人，土偶を焼くための木を伐り出す人，火をおこす人，土偶を焼き上げる人，祭祀などの場で用いる人，他の土地に運搬する人など，土偶一つをとっても，その周りには，縄文人たちのコラボレーションの痕跡をありありと見ることができます。そして，縄文人は，土偶を祭祀に用いましたが，土偶を作り，共同体内外の多くの縄文人と共有した根底には，オモシロイ！　という感覚があったことでしょう。

　おそらくは，炭水化物などの一大栄養源だった植物，そして植物霊に対する感謝の気持ちや，植物などを食べることができることに対する感謝が，縄文人の心象の根っこにありました。併せて，ころりとしたトチノミのかわいらしさ，楽しさ，面白さが，これらの土偶には，脈々と蠢動しています。

　いずれにせよ，石器や土器などの道具，土偶など植物霊を形象化したもの，それらを活用した狩猟採集の生業，交易，流通など，この時代には幅広く協力関係が人間社会には培われていたことでしょう。部族や集落の仲間が衣食住を共にし，一緒に働いて食料を確保し，余ったものは交換したり流通させたりする。焚き火の周りに車座になって一緒に食べ物を食べ，いろいろ語り合ったり，思いを巡らせたりする。

　これらの時代には，食料，道具，火，そして衣食住を中心に，協

4）竹倉史人：土偶を読む―130年間解かれなかった縄文神話の謎，晶文社，2021.

力関係に基礎を置く人間活動システムが人の社会に埋め込まれました。令和の世になっても，山野にキャンプに出掛け，焚き火を楽しみながら酒を片手に友人たちと語り合うことが行われています。縄文時代に埋め込まれた原初的な人間と人間との目先，口先，手先が触れ合うような近い距離での接触，協力関係の群居感情の太古の記憶に寄り添う時，人は至福を感じるものなのかもしれません。

太古の縄文人が何千年となく繰り返し行ってきた協力関係のパターンは，現代社会の企業，役所，病院，大学を問わず組織に働く人々に確実に受け継がれています。それは，第2章で検討した，感謝の気持ち，幸福感，利他，そして楽しむことを皆で分かち合うということです。逆に言えば，これらの要因が枯渇すると，良い協力関係は生まれないので注意が必要です。

農業時代から人の協力関係は複雑化，相互依存化した

人類史における一大画期となる農業時代を迎えると，人々は，狩猟時代よりもっと高度で複雑な役割分担による協力を行うようになりました。植物の種をまくための畑や水田をつくる。水を灌漑システムなどによって確保する。実際に種をまき，穀物や野菜を栽培し，収穫する。収穫した穀物や野菜などを貯蔵する。さらにそれらをルールや掟を決めて配分する。

狩猟時代には獲物を狩るのは体力（人力）に依存していました。ところが，農業時代になると，牛や馬などいわゆる農業を効率的に

行うための動物も幅広く利用されることになりました。やがて，穀物などの収穫物を貯蔵し，配分するという役割は，権力と表裏一体の様相を呈するようになりました。

　つまり，多様な役割がコミュニティーの長老や権力者によって管理されるようになったのです。武力を集中させる権力によって，狩猟時代では分散化されていた人が住む集落は，次第に大型化してきました。そして，班田などの形成を経て，古代国家の律令制度そして封建制度の主従関係による統治システムが人間活動システムに埋め込まれるようになりました。狩猟時代に比べて，格段に複雑さを増した協力関係が人間社会を覆うようになりました。

　人ならではの知性の一大源泉は，他者から「まねぶ」つまり模倣することによって，技術を我がものとすることです。このように「学ぶ」という言葉は，「まねぶ」から派生しましたが，真似したものを我がものとする心象は，集団で共有される時，部族内学習や，部族間学習といったある種の組織学習に転化されます。それら学習されたモノゴトは，次々に創意工夫を加えることによって改善されて，生存確率と繁殖成功確率を上げるべく，世代を越えて伝えられていきます。

　こうして連綿と累積された学習の上に，ヒトという種ならではの文化が成立することとなります。文化は，人の社会的なネットワークに浸透することによって，文化的学習の方向を決定づけます。文化的学習とは，人のネットワーク（集団）に特有なモノゴトに関する知識，習慣，制度，認知能力，規範，常識などを共有して内面化する複雑で相互依存的なプロセスです。人が文化的学習を幾世代に

もわたって行うことによって，人の遺伝子が文化に適応するために変化していきます[5]。

　さて，人が生存・生殖に有利なモノゴト（異性，異性に出会う機会，食物，食物を増やす機会など）に遭遇すると，脳の報酬系からドーパミンという神経伝達物質が分泌され，どうすれば我がものとすることができるのだろうか，という予測的シミュレーションが動き出します。このシミュレーションは未来に向かって動きます。それと同時に，人の脳内シミュレーションは過去にも向かいます。例えば，あの時○○していれば，□□になっていたはずだ，のように。これを反省的シミュレーションと言います。

　「今，ここ」を起点にして，未来を予測し希望を抱き，過去を反省，後悔する認知能力を持つ動物はヒトだけでしょう。このような認知能力は，複数の依存関係にある人々の間でなされる時，複雑な感情をもたらすこととなります。「あの時，あいつがああいうことをしでかしたから，今の我々はこうなってしまった」とか「今ここで，あいつの言うとおりにしたら，過去の失敗の繰り返しになるから，やめておこう」のように。

　いずれにせよ，脳の容積が増えるに従って，複雑なシミュレーションを行うにつれ，過去─現在─未来という自己認知，組織学習的認知を協力関係の中で行い，人間ならではの認知活動はさらに複雑化することになったのです。過去─現在─未来という時間軸の中で，人の協力関係は複雑に相互依存化することになります。

5）ジョセフ・ヘンリック著，今西康子訳：文化がヒトを進化させた─人類の繁栄と〈文化─遺伝子革命〉，白揚社，2019.

農業時代の日本列島では，山がちで狭い平野に多くの人々が暮らさざるを得ず，したがって，稠密な稲作型村落共同体を多数発達させました。農業を生業とする共同体は，年中行事や田畑の手入れ，刈り入れなど，協力関係は複雑化し，相互依存の度合いも前の時代に比べ格段に増えました。稲作型ムラ社会の複雑で相互依存的な協力関係が，強い淘汰の圧力となって，それらに適応した稲作型ムラ社会的パーソナリティが強化されました。

今日，共同体（コミュニティ）の「和」を乱す者や異端者を，異質な人間として過剰に排除する気質は，おそらくは，稲作型ムラ社会的パーソナリティの発露なのでしょう。稠密で相互監視の目が共同体内に隠微に張り巡らされ，他者のささいな言動に敏感に反応し，楽観的ではなく，むしろ悲観的にモノゴトをとらえ，冒険やリスクテークを回避し，同調圧力に暗黙的に寄り添い，対人やりとり相互作用不安を感じやすい神経症的パーソナリティ傾向は，今日のヘルスケアにおけるチーム医療や多職種連携のメンバーにも形を変えて変異的に出現しているので，要注意です。

工業時代から情報時代へ激変したコラボレーション

やがて，人間は知識の地平を切り開き，体系的な情報や知識を世代を越えて伝授する人間活動システムをつくりはじめました。紀元前4世紀，古代ギリシアの哲学者プラトンが創始したアカデメイアでは，数学，弁論術，哲学などが弟子たちに教えられていました。

十字軍以降，イスラム文化の摂取を通して，中世ヨーロッパに大学がつくられるようになりました。

　途中は割愛しますが，時代は工業時代を迎えることとなりました。それまで動力源は，人力や動物の力に頼っていました。ところが，内燃機関の登場によって動力の機械化が一気に進んだのは，教科書では「産業革命」として説明されています。産業革命により，人間活動システムには，より遠くへ，より速く，そしてより効率的に，という未開のフロンティアを切り開く方向性が強力に埋め込まれました。

　そして，産業の中心は農業から工業へとシフトしました。人間活動システムは大規模な都市をつくり，人口集中や大量輸送手段に支えられる商業，交易，貿易などで人々の移動は，さらに遠くへ，さらに速く，さらに効率的であることを目指します。それと同時に，モノ中心のシステム化の時代となったのです。市場は拡大し，生産要素として，土地，資本，労働を所有する資本家が台頭，家内制手工業から軽工業へ，そして重工業へと富を拡大する産業構造に変化していきました。アダム・スミスが言うところの，「分業による協業」という新しい人間活動システムが工業社会のあらゆる部位で進んだのです。

　この時代から人類は，鉄鉱石や銅，ボーキサイト，石炭，石油などの有限な資源を掘り起こし，盛んに原材料やエネルギー源として活用してきました。気候変動を引き起こしたり，生物多様性を喪失したりする人間活動システムが引き起こす複雑でこじれた問題が表面化しはじめたのは，おおむね工業時代からでした。

近代ヨーロッパでは，王侯貴族が支配する階級社会によって維持されてきた大きな協力関係を清算するために市民革命が起こりました。そして，産業革命によって一般市民の中から才覚のある一群がブルジョア資本家として台頭します。すると，今度はブルジョア資本家に牛耳られ，搾取されてきた労働者が共産主義革命を企てました。

　つまり，貴族や旧階級制度を否定して自由になるため，経済の力でのし上がったのがブルジョア資本家であり，資本家の専横から労働者を自由にして，全く新しい社会の協力関係を打ち立てようとしたものが共産主義です。ピーター・ドラッカーはこう言います。「あらゆる社会が，人間の本性およびその社会における位置と役割についての概念を基盤として成立している。まさに，人間を経済的動物（エコノミック・アニマル）とする概念は，完全に自由な経済活動をあらゆる目的を実現するための手段として見るブルジョア資本主義およびマルクス社会主義の基盤である」[6]。

ソサエティ5.0時代のコラボレーション

　さて，資本主義の勃興と歩調を合わせるように，民主主義体制に依拠する国々が増えました。やがてマルクスが予言したように，資本主義国家は，資本主義の発展のゆえに革命を経て社会主義化はせずに，社会主義を採用した国々は崩壊していったのです。いずれに

6）P. F. ドラッカー著，上田惇生訳：「経済人」の終わり，ダイヤモンド社，2007.

せよ，資本主義と民主主義を表向きにせよ奉ずる国々の市場では，一気に非常に多様で複雑なコラボレーション（協働）が，司法，立法，行政，公共団体，企業，大学など，ありとあらゆる組織で行われるようになりました。

そして時代は，情報時代へと突入。最近では，ソサエティ5.0とも言われますが，これが，私たちが生きる現代です。確かに工業時代には，土地，資本，労働が富の源泉でした。ところが，情報時代になると，情報を取り扱う知力が富の源泉にとって代わりました。言い方を換えると，情報時代とは情報に依拠した高度なサービスの時代です。工業時代も終わりに差し掛かろうとした時代の狭間では，例えば情報技術産業の一角でソフトウェアを，インターネットを，電子的商取引を，知力でもって開発した起業家に富が集まりました。今後は，インターネットとIoT（モノのインターネット）と人工知能とビッグデータの掛け算が，イノベーションの駆動力になっていくのでしょう。

私たちは，石器時代には歩いて，農業時代にも歩いて，贅沢をする余裕のある人は馬に乗って，工業時代では，自動車や鉄道，航空機に乗って，移動して人と人が直に接触することで情報をやりとりしました。情報時代になった今，新たな情報を得るために空間を移動するコストは，ほぼゼロになりました。今や，ワンクリックで世界中のありとあらゆる情報や知識にアクセスすることができます。人と人が直接接触しなくても，インターネットを活用することでデータや情報，知識を得ることができるようになりました。そのため，オンラインのみでやりとりを済ませ仕事をするという人々も激

増中です。さらに，コロナ禍が拍車をかけています。ヒトが長い時代を過ごした旧石器時代から見れば，人と人との触れ合いやリアルな交流なしで協力することは，かなり特異なことです。そうした特異性に，人間の脳は，まだまだ慣れていません。

　いずれにせよ，情報時代では，フィジカル空間（物理的な空間）に隣接してサイバー空間（インターネットからアクセスする仮想空間）さえあれば，データ，情報，知識，また，しばしば知恵でさえも，瞬く間にシェアされ伝搬していきます。工業時代には集中化と階層化が多くの組織で採用されましたが，情報時代では，自律分散と水平的なネットワークが人間活動システムの編成原理として台頭してきています。そして，個人が，もし，富の源泉たる知力を有していれば，いつでも，どこでも付加価値の高い仕事を立ち上げることができるようになりました。

　人類文明は，完新世1万年の地球システムの安定とレジリエンスを基盤に協力や連携を駆使して発展してきました。ところが，私たちは，人間活動システムを通して気候変動や生物多様性喪失などを引き起こし，その基盤を永久に失う瀬戸際まで来ています。結論から言うと，このような地球規模で複雑にこじれた危機を招いた社会・経済システムを根本的に転換し，人類共通の生存基盤である地球を守らなければなりません。そのための，地域，国，そして地球規模での全く新しい協力や連携が求められています。今までの経済・社会をつくってきたのも協力と連携でしたが，新しい大きな人間活動システムと社会経済システムを実現するのも，協力と連携です。

日本の産業社会には
コラボレーション沈滞病が蔓延

　日本の資本主義が元気だった時代，つまり大東亜戦争の敗戦から復興に向かった日本経済は，世界に例のない高度成長成長期を享受しました。1955年から1973年まで，日本の実質経済成長率は年平均10％を超え，欧米の２倍から４倍にもなっていたのです。世界中の人々は羨望のまなざしで日本を見つめ，これを「日本の奇跡」と呼びました。

　おおむねこの時代では，日本の近代資本主義は良好なパフォーマンスを謳歌していて，近代資本主義を支える諸制度が社会に深く根を下ろすことになりました。この大きな仕組みを，この時代ならではの大掛かりなコラボレーションが支えていました。大きな関係と連携の主人公は，核家族，政府，産業，医療です。

　この時代，特に都市部では核家族が主流となりましたが，その核家族が，勃興した産業に労働力を提供しました。一生懸命，一所懸命，一社懸命に働き，企業から得た賃金を使って大量消費による豊かな生活を送ることに迷いはありませんでした。企業は大量生産に邁進し，家計は大量消費に邁進することで，経済のパイが大きくなったのです。

　「一社懸命」という合意のもと，企業の人口ピラミッドも若年層が厚く，長期間従業員を社内に置きとどめ，「わが社」の規格大量生産・販売に向いたスキルの習得に重きが置かれました。したがって，年功序列や年功賃金制度を合理的に選択する企業が圧倒的に多

かったのも，この時代の特徴でした。

　転職することもなく「一社懸命」に働けば，昇進もするし賃金も上がる。上がった賃金で自動車，カラーテレビ，クーラー（3Cという懐かしい言葉が昭和の時代にはありました）を買えば，生活も豊かになるし，産業も潤う。このようなバランスがとれていました。サラリーマンは，納税者としてきちんと決められた税金を納めれば，国はまじめに働く人を守ってくれるという確かな合意もありました。

　かたや，国民国家としての日本は，かつては帝国主義，その後は産業帝国主義，そして，産業政策で製造業を中心とした産業を強化して保護しました。産業は核家族から提供される労働を効率的に活用して，さらなる拡大再生産・投資による成長を実現しました。

　日本は高度成長のとば口に立っていた頃の1960年代に，国民皆保険制度を導入しました。この画期的な制度によって，核家族の長たる世帯主（多くの場合夫の役割であると見なされていました）が，まじめに働いて，つまり労働力をきちんと産業に提供して各種健康保険料を納めれば，日本列島のどこにいようとも，家族を含めて病気やけがを治してくれる，という合意がありました。核家族の世帯主は，医療保険料を払えば，全国どこでも医療サービスにアクセスすることができ，国民皆保険制度として，いつでも，どこでも全国津々浦々の社会保険医療機関は病気を治してくれました。

　また，貴重な労働人口に降りかかる疾病や障害を迅速に治療し労働の現場に復帰することは，産業にとっても大きなメリットがあり，この時代を通して「産業保健」が一大ブームを巻き起こしました。

　医療の位置づけはどうだったのか。産業の視点から見ても，長期

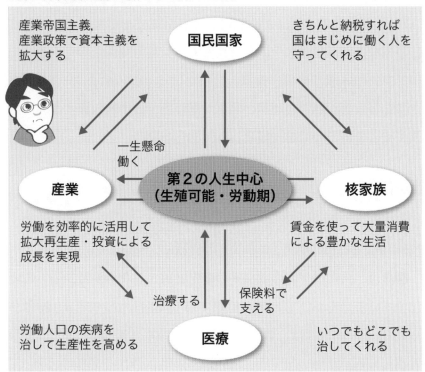

■ 図2 日本資本主義は動作しなくなりつつある

長谷川敏彦作成資料を筆者改変

的かつ安定的に利益を確定するためには，勤労意欲にあふれて健康な従業員を長期的に確保することは合理的でした。つまり，労働人口の疾病やけがを医療が治療してくれれば，さらに労働を効率的に活用することができ，拡大再生産と投資によるさらなる成長が期待できたのです。

　当時の定年は55歳くらいでした。そして当時の平均余命は今よりも短く，約70歳でした。55歳でリタイヤして，70歳くらいまでの15年が人生の余禄，余生だったのです。ちなみに平均余命が伸びた現在の方が，人生の余禄は長くなっています。

このように，核家族，政府，産業，医療の４つの巨大セクターは，「成長」を合言葉にして，昭和の高度経済成長を可能たらしめた実に多様な人間活動システムを支える大きな協力関係をつくり上げたのです。核家族，政府，産業，医療という４つのセクターの間に，きちんと大きな協力と連携の関係が働いて，日本的な資本主義を力強く支えていたのです（**図２**，P.163）。

成長と日本資本主義の機能不全で大きな協力関係はズタズタに

図３は，国民総生産の成長率の変化と円とドルの為替レートの変化です。これらは，長期的に俯瞰すると同期していて，1973年から1991年の間はほぼ一貫して円が高くなり，国民総生産の成長が低迷した時代です。その間にある1986年は時代を象徴する年で，いわゆるバブル景気の始まりとなります。先立つ時代との連続線の上に高度成長時代の余禄もあった時代であり，1991年にバブル景気が崩壊して，その後本格化する「失われた30年」の低成長に伴う衰退の暗い予兆に，全く気づいていない時代でした。ところが，日本的な資本主義を支えてきた大きな仕組みに変化の大波が押し寄せました。この大波は，おおむね2000年代から現在まで続いています。

✦ 日本の人口減少と労働人口の減少

１つ目の大波は人口減少と働く人々の減少です。日本の資本主義

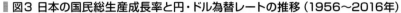

■ 図3 日本の国民総生産成長率と円・ドル為替レートの推移 (1956〜2016年)

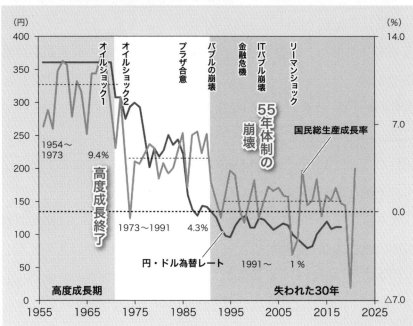

が元気だった頃は，人口が増え続け，それに伴い労働人口も増えました。年齢を軸にして労働人口を見ても，ピラミッド型をしていて，多くの若年層が相対的に少ない高齢者を支えるという構造が成立していました。

　ところが今や，人口構造はビア樽型から逆ピラミッド型へと大きく変化しつつあります。日本の資本主義が元気だった時代とは真逆です。つまり，増え続ける65歳以上の高齢者を相対的に少ない労働人口が支えるという図式に転換しているのです。

　核家族も大きく変化しています。核家族は結婚という社会制度によって成立します。ところが，結婚という制度を選ぶ人々が減っているのです。これは生涯未婚率の上昇という数字にはっきり表れて

います。

　国立社会保障・人口問題研究所の統計によると，日本人の「生涯未婚率」が年々上昇を続けています。1980年では生涯未婚率が男性で2.6％，女性で4.5％でしたが，2015年時点で男性の約23％，女性の約14％と過去最高の結果となりました⁷⁾。直近の20年間で急激に増加してきています。このままで推移すると「2030年には男性の3人に1人，女性の4人に1人が生涯未婚者になる」という未来予測も現実味を帯びつつあります。

　もちろん「リベラル」な社会では，結婚する，しないは個人の選択の問題であり，結婚するとしても，どのような結婚のスタイルを選択するのかは個人の権利です。そのポイントを押さえた上で，事実は，多くの男女は核家族という制度の中に回収されず（回収されることができず），核家族というシステムを活用して子どもを産み，育てるという選択肢を選ばない人々が増えているのです。

　核家族を構成する1組の夫婦からおおむね2人の子どもが生まれれば人口を維持することができます。合計特殊出生率とは，1人の女性が出産可能とされる15歳から49歳までに産む子どもの数の平均値です。人口規模を維持するためには，合計特殊出生率2.0が一つの目安になります。ただし，もう少し正確さを期すために，若い世代の死亡率を加味する必要があります。実際には若い年齢で死亡するケースを勘定に入れると，約2.08を下回ると人口は減少傾向に転じます。

　7）国立社会保障・人口問題研究所：人口統計資料集 2021年度版.

　合計特殊出生率は，1966年に1.58を記録した以外は，1974年までではおおむね2.0以上を保ってきました。ところが，1975年に2.0を下回って以降は，年々低下していき，1989年には，前述した1966年を下回る過去最低の1.57になってしまいました。この時には「1.57ショック」として社会に大変な衝撃を及ぼしました。しかし，その後も過去最低値を更新し続け，2005年は1.26にまで低下したのです。

　出生数は2016年度に初めて100万人を切り，2020年度は90万人を切り，約86万5,000人となりました。そして，2020年から日本を覆っているコロナ禍の影響で，未曾有の少子化現象が日本に重くのしかかろうとしています。2020年10月〜2021年3月の出産数が，一部の都道府県では，前年同月期と比較し，6割程度減少する可能性があることが分かりました。私は，近い将来には，出生数は70万人台に減っていくと見立てています。

　さて，産業化された国々では，先進国，新興国を問わず，死亡率が急激に低下して，少し時間をおいてから，出生率も急激に低下する[8]というパターンが続いています。これらの傾向が顕著な国々では，多くの人々が，いっせいに生殖成功（≠性行為）を減少させるという行動を社会的に選択するのです。いっせいに，というのは，人々は同調しながら，文化的学習として学び合っているからにほかなりません。出生率が急激に低下するのは，社会的に人々が子どもの数を減らすような行動，価値観，信念を選択的に，社会的に，文化的に「学習」しているという以外に理由はなさそうです。Ihara

8）Coale A. J. (1974). The history of the human population. Scientific American, 231（3），
40-51. https://doi.org/10.1038/scientificamerican0974-40

&Feldman[9] によると，その学習は，社会制度としての教育によって社会的になされます。つまり，出生率の急激な低下の原因となるものは，教育水準です。つまり，Iharaらは，教育水準が上がると同時に死亡率が低下し，子どもの数を減らすような行動，価値観，信念を教育を通して学ぶために，出生率も低下すると説明します。

日本の医療システムのほころび

次に医療を考えてみましょう。国際的に盤石の強みとされてきた国民皆保険制度ですが，国民の4人に1人が加入し，自治体が運営する国民健康保険制度の足元がグラグラと揺れています。厚生労働省の調査によると，2018年度に保険料・税（国保料）を滞納していた世帯は，全加入世帯の15％近い約267万世帯であることが判明しました[10]。国民健康保険料の滞納世帯の3世帯に1世帯は，滞納を理由に正規の被保険者証を取り上げられています。

国は，高度成長期に日本医師会と政治的に連携して自由開業医制度を導入しました。医師免許を持っていれば，全国津々浦々好きな立地で病院，医院を開業してよいという独占的な利権を医師に付与しました。その結果，高度成長期には病院，医院，病床数は地域における役割分担が不明確な状態を放置しつつも激増しました。そして現在，厚生労働省は，財政ひっ迫を受けて，入院医療費をどんど

9）Ihara, Y.& Feldman, M. W.(2004). Cultural niche construction and the evolution of small family size. Theoretical population biology, 65 (1), 105-111. https://doi.org/10.1016/j.tpb.2003.07.003

10）厚生労働省：令和元年度国民健康保険（市町村国保）の財政状況について，令和3年7月16日
　　https://www.mhlw.go.jp/content/12401000/000809377.pdf （2021年10月閲覧）

んカットしています。病院での入院を抑制して，地域や在宅で「患者を支える」という地域包括ケアシステムへと政策の力点をシフトしつつあります。

このように，成長を合言葉に，高度経済成長時代に十全に機能していた政府，核家族，産業，医療の大きな協力関係は，今やあらゆるところで深刻なほころびを見せています。

日本の病理的症状は無連帯状態から起こっている

3月20日が「国際幸福の日」（The International Day of Happiness）として定められたのは2012年のことでした。それ以降，国際連合は毎年同日に「世界幸福度ランキング」を発表するようになりました。2020年のランキング[11] によれば，日本人の幸福度は62位，健康寿命2位，一人当たりGDP24位，腐敗のなさ39位と比べ，幸福度はバランスを欠くほど低位なものでした。

これは，冷静に考えてみると，随分皮肉な結果です。健康で長生きする，という人類史始まって以来の大きな夢がかなえられつつある日本に，日本人として生きながらも，幸福感を感じていないのは，とても不条理なことです。低経済成長のため一人当たりGDPは24位でありながら，まだまだ途上国や新興国に比べれば豊かな国です。にもかかわらず，日本人は主観的幸福感を感じていない，とい

---

11) World Happiness Report 2020
   https://worldhappiness.report/ed/2020/（2021年11月閲覧）

うことになります。幸福感を感じないのなら，いったい何のために働くのか，長生きするのか，と問いたくもなります。

　第2章では，主観的に幸福感をより強く感じている人は，そうでない人よりも，前向きにチームワークに協力する傾向がある，ということを見ました。主観的な幸福感を感じないために，身の回りの会社や病院での交流，協力にもイマイチ熱心に取り組めないし，交流や協力が十全にできないから，ハッピーでもないと言えるのかもしれません。

　さて，ギャラップ社が行っているエンゲージメント・サーベイによると，日本企業はエンゲージメント（仕事に対する熱意）の高い「熱意あふれる社員」の割合が6％で，米国の32％と比べて大幅に低く，調査した139カ国中132位と最下位レベルでした[12]。国際的に比較してみると，このように日本人の仕事に対する熱意は低いものなのです。ちなみに，エンゲージメントの対象とは，仕事のみならず，家族，コミュニティ，環境，趣味，人間関係をも含みます。すなわち，エンゲージメントは，喜びや意味・意義と共に主観的幸福感を大きく左右するものです。

　戦後の日本社会の産・学・官のあらゆる組織において，専門化＝タコツボ化が進んできました。細分化された所与の役割において，最適な成果を生み出せば，目的は達成され，その役割を取り囲む諸般の事情も自動的にうまくいく…という思考が蔓延しています。この思考を予定調和的部分最適思考と言います。予定調和的部分最適思考の呪縛のもとでは，役割や仕事に，あくなき熱意，情熱を抱き，

---

12) Gallup（2017）The State of the Global Workplace.

取り組むという行動様式は疎外されます。まして，その部分は，個人（インディビデュアル）という単位に還元されることになります。その結果，役割や仕事に関連する人々と熱心に連帯・交流・協力し合うという外向性・オープン性も疎外されることになります。

Dolan & Metcalfeは，主観的幸福感と創造性は相関関係にあることを明らかにしています[13]。幸福だから創造的だ，あるいは，創造的だから幸福だ，というのは因果的推論ですが，彼らの発見は，あくまで主観的幸福感と創造性の因果関係ではなく相関関係です。これは，一方が増加すれば他方も増加する，または一方が減少すれば他方が減少するという関係です。

この主観的幸福感と創造性との間の相関関係を考えれば，主観的幸福感の低い平均的な日本人は，仕事面で創造性を発揮するほどに取り組めない，つまり，エンゲージメントが低いというのは，納得できる傾向です。主観的な幸福感をさほど感じず，仕事に対するエンゲージメントも低い平均的な日本人に対して，起業するくらいに創造的になれと言っても，それは無理スジな話でしょう。

イノベーションの本質を見極めよう

イノベーションをとらえる時には3つの視点が大切です。それ

---

13) Dolan, P. & Metcalfe, R.(2012). Measuring Subjective Wellbeing：Recommendations on Measures for use by National Governments. Journal of Social Policy, 41 (2), 409-427. doi：10.1017/S0047279411000833

発明（invention）	イノベーション（Innovation）
個人，グループが中心になることが多い	多くの人々によるコラボレーションに依拠する
瞬時に発生することがある	多大な時間を要する
想定外，予定外の創発がある	管理されたプロセスによって創発される
必ずしも普及するとは限らない	普及してイノベーションと認知される

松下博宣：多職種連携とシステム科学～異界越境のすすめ～，日本医療企画，2020.

は，①イノベーションそのもの，②イノベーションの創造，③イノベーションの普及です。

　①のイノベーションそのものは，新結合，新機軸，ブレークスルーになるような新しいアイデア，新しい切り口，新しい活用法などを意味します。さらに，イノベーションとは，②それらを創造すること，そして，③それらを社会に普及させること，を意味します。

　インベンション（発明）とイノベーションの違いを**表**に示します。インベンションが個人的，あるいは少数の人々によって成し遂げられることが多いのに対して，イノベーションは，複数の人々（発明に比べると格段に多い）の複雑な相互関係，つまりコラボレーションの中から生まれてくる現象です。

　イノベーションという用語を創造したシュムペーターは，①と②に注目をしました。シュムペーターは，イノベーションとして次の5つの類型を示し，これらを行う人のことをアントレプレナーと呼びました[14]。アントレプレナーの訳語としては，「企業家」が使わ

14）シュムペーター著，塩野谷祐一，東畑精一，中山伊知郎訳：経済発展の理論 上・下，岩波書店，1977.

れていますが，「起業家」でもかまいません。

1．新しい財貨の生産

2．新しい生産方法の導入

3．新しい販売先の開拓

4．原料あるいは半製品の新しい供給源の獲得

5．新しい組織の実現（独占的地位の獲得やその打破）

　前述の③の普及に注目したのが，イノベーション普及学で著明なエベレット・ロジャーズです。さらに，イノベーションが社会に普及していく過程において，イノベーション普及の担い手を「イノベーター」「アーリーアダプター」「アーリーマジョリティ」「レイトマジョリティ」「ラガード」の5種類に分類しています[15]。

　日本では，「イノベーション」が1958年の『経済白書』[16] において，「技術革新」と意訳されたことから，イノベーションとは「技術」の文脈で構想され，テクノロジーを革新していくことが，イノベーションであるとする見方が影響力を持ってきました。ただし，この意訳は，技術一辺倒の発想を生み，社会への持続的普及や社会とのコミュニケーションという含意を排除した「誤訳」です。その反省もあってか，「イノベーション」が「技術革新」と意訳（誤訳）されてから半世紀も経った2007年の『経済財政報告』[17] においては，イノベーションを「新しいビジネスモデルの開拓なども含む一般的

15）Rogers, E. M.（2003）. Diffusion of innovations（5th ed.）. New York, NY：Free Press.（エベレット・ロジャーズ著，三籐利雄訳：イノベーションの普及，翔泳社，2007.）

16）経済企画庁：昭和33年年次経済報告（経済白書）.

17）内閣府：平成19年度経済財政報告，平成19年8月.

な概念」と説明をし直しています。

　清水は，野生化＝「ヒト・モノ・カネの流動化」という視点で，イノベーションをとらえます[18]。彼は，画期的な技術，アイデア，それらを持つ人々，マネーも，組織や国境を越えて流動化していき，統制できなくなっている状況を描写します。このような「野生化」が進むと，イノベーションを創造するためにマネジメントし，統制を試みる企業ではなく，個人，そしてチームを含む野性的でイノベーティブな人々にイノベーションの主導権が渡ることになります。企業に囲い込まれることをよしとしないイノベーティブな人々は，企業や病院の境界をやすやすと越境し，志を等しくする人々と臨機応変にチームをつくり，新たなコラボレーションに没頭することになります。

　いずれにせよ，①イノベーションそのもの，②イノベーションの創造，③イノベーションの普及の３つの側面には，多くの人々が，複雑な関係性の中で相互作用して，アイデアを交換し，共有し，新しい切り口，新しい活用を試し，力を合わせて，使い勝手を工夫し，改善し，使用感をシェアしたり，あるいは，メディアを活用して，新しいモノゴトの相対的優位性を宣伝し，それらの影響で，新しいモノゴトを採用します。一言で言えば，イノベーションとは，組織，社会において，弛まぬ人々の複雑な相互作用，共同関係，協力関係，つまりコラボレーションによって創発するものです。

18）清水洋：野生化するイノベーション―日本経済「失われた20年」を超える，新潮社，2019.

コラボレーションが
ソーシャル・イノベーションを生む

　Paulusは，実証的なデータ分析に基づいて，イノベーションは連携・協力によって実現される[19]，と喝破しましたが，これは，前節のイノベーションの本質がコラボレーションに依存するという議論とも符合します。

　近年，イノベーションに「ソーシャル」という言葉を冠したソーシャル・イノベーションが注目されています。ヘルスケア・サービスは，純然たる市場で市場競争を通して存在するわけではなく，国民皆保険制度のもとで，ソーシャルな公共財として存在しています。市場の力にすべてを委ねずに，公共的な課題，社会的な問題に取り組み，大きな変化を起こしていきます。このようなアプローチが，ソーシャル・イノベーションを実現します。ソーシャル・イノベーション研究者のPhillsらは，ソーシャル・イノベーションとは，「社会課題に対する全く新しい解決策で，既存の解決策よりも，高い効果を生む・効率がよい・持続可能である・公正である，のいずれかを実現し，個人よりはむしろ社会全体の価値の創出を目指すもの」[20] であるとしています。ちなみに，このようなソーシャル・イ

19）Paulus, P. B.＆Nijstad, B. A.(Eds.).(2003). Group creativity：Innovation through collaboration. Oxford University Press.
https://doi.org/10.1093/acprof:oso/9780195147308.001.0001

20）James A. Phills, Kriss Deiglmeier, Dale T. Miller（2008). Rediscovering Social Innovation. Stanford Social Innovation Review 2008 Vol. 6 Issue 4.（ジェームズ・A・フィルズ他：ソーシャル・イノベーションの再発見，SSIR Japn編：これからの「社会の変え方」を探しにいこう。, P.14〜29, 英治出版, 2021.）

ノベーションを生み出す，組織，企業体が社会的企業^ソーシャルエンタープライズです。すべての病院が，社会的企業ではありませんが，本書の主題の多職種連携やコラボレーションに熱心に取り組み，既存のケア，キュアの解決策よりも，高い効果を生む・効率がよい・持続可能である・公正である，のいずれかを実現している病院は，社会的企業です。

　さて，主観的幸福感が高くない日本人は，仕事にも熱心に取り組んでいるわけでもなく，他者との絆，連帯，協力関係，そして，それらから生じる群居感情を大切にして積極的に育んでいるわけでもないし，イノベーティブなわけでもありません。このような日本というシステムを客観視するWolferenは，日本人から「幸福」が疎外されている制度的な病理を指摘しています[21, 22]。

　世界のイノベーション研究者は，国そのものの創造性を評価する際に，起業活動を重要指標として注目します。個人がリスクをとって会社を起業するもよし。大企業の事業部からスピンアウトやカーブアウトして起業化するもよし，産学官連携スキームの中から新規事業，新規ビジネスを立ち上げる起業もよしです。要は，一国の創造性の発露は，多様な種類の起業活動に現れるのです。ところが，**図4**に示したとおり，先進各国と比べると，日本の起業活動は見劣りのするものです。

　第2章で見たように，主観的健康感と主観的幸福感も，数多くの

---

21) Wolferen, K. V. (1994). The False Realities of a Politicized Society. （カレル・ヴァン・ウォルフレン著，篠原勝訳：人間を幸福にしない日本というシステム，毎日新聞社，1994.）
22) Wolferen, K. V. (2012). The False Realities of a Politicized Society. （井上実訳：いまだ人間を幸福にしない日本というシステム，角川学芸出版，2012.）

■ 図4 起業活動の国際比較

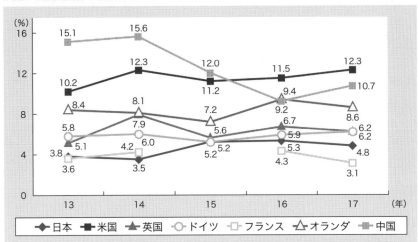

資料：「グローバル・アントレプレナーシップ・モニター（Global Entrepreneurship Monitor：
　　　GEM）調査」日本チーム再編加工
（注）１．ここでいう「起業活動者」とは，起業のために具体的な準備をしている人，及び起業
　　　　後３年半未満の人をいう。詳細は付注2-2-1を参照のこと。
　　　２．国によって調査していない年がある。

中小企業庁編：2019年版 中小企業白書，P.180.

■ 図5 コラボレーション，主観的幸福感，主観的健康感，創造性，イノベーションの相互関係

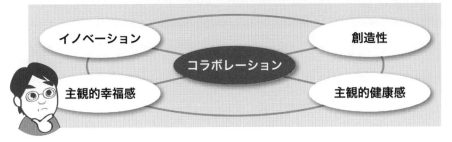

研究の結果，相関関係が確認されてきました。そして，先に確認し
たように，主観的幸福感と主観的健康感は，コラボレーションの実
態に関する認識にも一定の影響を与えます。前述したように創造的
な活動，現象としてのイノベーションはコラボレーションから始ま
ります。これらの関係を図示すると**図5**のようになります。

問題は，日本という社会をとっても，個々の企業や医療機関という組織をとっても，豊かな主観的幸福感，瑞々しい主観的健康感を涵養（かんよう）すると同時に，人々の創造性を育み，それらを組織学習とたゆまぬコラボレーションと一体的に接続することによって，イノベーションにつなげていくという政策的・戦略的な発想が少ないことではないでしょうか。つまり，コラボレーション，主観的幸福感，主観的健康感，創造性，イノベーションは，それぞれが相互につながっています。イノベーションは，つとめて社会的な複雑な相互作用の産物ですが，主観的幸福感，主観的健康感，創造性，そして，コラボレーションが枯渇するところには，なかなか創発するものではありません。

日本の危機は構造アノミーから発する

　前節で，創造性とイノベーションについて一瞥しましたが，世界のイノベーション研究者は，一国の創造性の発露やイノベーションの程度を評価する指標として，起業に注目します。**図4**（P.177）に端的に表れているように，米国，英国，ドイツ，フランス，オランダ，中国などを比較すると，日本は起業に対して消極的なお国柄だということが一目瞭然です。

　また，各国と比べて，日本には起業に関して無関心な人々も多いのです（**図6**）。何もこの不況，コロナ禍のご時世に，積極的にリスクをとっても，出る杭は打たれるし，組織にぶらさがって別に熱

▎図6 起業無関心者の割合～寄らば大樹の陰が多い日本人

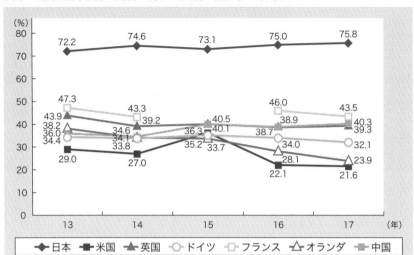

資料：「グローバル・アントレプレナーシップ・モニター（Global Entrepreneurship Monitor：
　　　GEM）調査」日本チーム再編加工
（注）1．ここでいう「起業無関心者」とは，「過去２年間に，新しく事業を始めた人を知って
　　　　いる」「今後６か月以内に，自分が住む地域に起業に有利なチャンスが訪れる」「新し
　　　　いビジネスを始めるために必要な知識，能力，経験を持っている」の３つの質問すべ
　　　　てに「いいえ」と回答した人をいう。
　　　2．３つの質問について，「わからない」と回答した人，無回答の人を除いて集計している。
　　　3．国によって調査していない年がある。

中小企業庁編：2019年版 中小企業白書，P.181.

意など持たなくても，あるいは熱意を持つという同調的なポーズを
とって，自分の殻の中で，他者とあまり積極的に手を携えたり協力
することなく，適当に働いて，給与をもらって生活をしていけばい
いんじゃない？　そんな声が聞こえてくるような気がします。

　以上を敷衍すると，人々が自由闊達，嬉々として共に交わり，協力・
連帯して，新しい秩序を創造するというコラボレーション・パワー
が，日本の社会から枯渇しつつある状況が透けて見えてきます。

　さて，アノミー，つまり，無規範，無連帯という心理的危機，社
会的危機の状態は，社会学の始祖デュルケムによって概念化された

ものです。

　社会科学者の小室直樹は，このデュルケム，アメリカの政治学者ディグレイジアを引きつつ，さらにアノミー概念を発展させ，複合アノミーと構造アノミーという概念を提案しています。小室によると，複合アノミーとは，現代日本のように，多くの規範システムが構造化されず，それぞれの断片としてのみ存在している場合に，このような状況における情報効果によって生じるアノミーです。構造アノミーとは，社会構造それ自体が，アノミーを再生産するような作動過程の原理を内包している場合です[23]。

　何を正しいとし，何を間違いとするのか。何を望ましい行動とし，何を望ましくない行動とするのか。個別の会社の規範，個別の役所の規範，個別の職能団体の規範が存在するように見えて，実のところ，それらはバラバラに放置されているだけで，社会として統一的な規範にはなっていない。かろうじて，空気がそれらをつなぎ合わせ，規範の代替として機能していると小室は喝破します[24]。

　それらのばらばらに分散，分断されている規範をつなぎとめているものが，日本人が好きな「空気」であり，空気に依拠する行動様式が「日本教」です。日本教とは，明示的ではなく暗黙的であり，無意識のうちに日本人の思考と行動を支配しており，日本人自身がこれを自由にコントロールでいないために，かえってそれに縛られるキリスト教の機能的等価物のようなものです[24]。ただし，一神教のような絶対規範ではなく，状況によって融通無碍に変化してしま

23）小室直樹：危機の構造—日本社会崩壊のモデル，P.161，中央公論社，1991.
24）小室直樹，山本七平：日本教の社会学，ビジネス社，2016.

う性質を持つがゆえに「空気」に容易に流され，左右されるのが日本教なのです。

　先に見た幸福感は，情緒，感情のうち，最も人間が求め，かつ本質的に大切なものです。構造アノミーが作動している時，幸福感，情緒を共有しない人々の間においては，他人が思うところ，他人の行動は，全く関心外のものとなります。結果として，他者と手を携えて，連帯する・協力する・協働するという協力関係を涵養する行動が疎外され続け，そのような非協調的な行動が社会に拡大され蔓延していると見立てることができるでしょう。事実，日本では「友人，同僚，その他の人」との交流が「全くない」あるいは「ほとんどない」と回答した人の割合が15.3％であり，OECD加盟国20カ国中最も高い割合となっています[25]。つまり，社会的孤立度の高さが，日本では際立っているのです。実に由々しき事態です。

　社会的孤立度の高さは，伝統的な家族や友人関係を支える社会的つながりや協力関係が失われつつあることを示しています。市場主義経済に異を唱える経済学者スティグリッツは，「社会的なつながりを持つことで，暮らしの質が多くの面で向上する。最も楽しめる社会的諸活動の多くが社交を伴うものなので，より多くの社会的つながりを持っている人ほど，人生に高い満足度を見いだしている」[26]と指摘します。本章の冒頭で，ホモ・コラボレタス（協力する人）が人類史に登場して以来，社会的つながりや協力関係を求める人類

25) OECD（2005）. Society at a Glance 2005.
26) ジョセフ・E. スティグリッツ，アマティア・セン，ジャンポール・フィトゥシ著，福島清彦訳：暮らしの質を測る—経済成長率を超える幸福度指標の提案 スティグリッツ委員会の報告書，金融財政事情研究会，2012.

の根源的な欲求は，営々と人類進化の軌道において引き継がれてきたことを見ました。すなわち，今日，社会的つながり協力関係，連帯が失われるということは，長い進化の道のりで埋め込んできた，社会的つながりに主観的幸福感を実感するという人間の本性が疎外されることに等しいのです。

　日本，特に日本資本主義の直接的な影響下にある産業社会では，この無連帯という静かな病理が，複合アノミーとして着々と進行していて，コラボレーションを疎外しています。この現象を協力関係疎外の病理と言ってよいでしょう。

持続可能なコラボレーションの場はヘルスケア・セクターへ

　マルクスの労働価値説を真っ向から否定した経済学者バヴェルクを師とするシュムペーターは，マルクスを超えようとする言説を展開しました。シュムペーターの恐ろしさは，今のところ，彼の予言にハズレがないという点にあります。「資本主義はその欠点のゆえに滅びる」と書いたマルクスの逆張りで，シュムペーターは「資本主義はその成功により滅びる」[27)]と意味深長なことを言いました。

　シュムペーターはイノベーションを分析する際に，「創造的破壊」というコンセプトを真ん中に据えました。そして，創造的破壊を推

---

27) Schumpeter, J. A. (1942). Capitalism, socialism, and democracy. HarperCollins. (J. A. シュムペーター著，中山伊知郎，東畑精一訳：資本主義・社会主義・民主主義，東洋経済新報社，1995.)

進する資本主義のエートス（行動様式）が衰弱し，資本主義の屋台
骨とも言える私有財産制と自由契約制が形骸化し，資本主義は衰退
し，やがては終焉を迎えるだろう，と予言したのです。

創造的破壊とは不断に古いものを破壊し，新しいものを創造して
絶えず内部から経済構造を革命化する産業上の突然変異，つまり破
壊的イノベーションのことです。

シュムペーターによれば，資本主義の生命線であるイノベーショ
ンの担い手＝企業家と起業家が官僚化された専門家へ移行するに従
い，資本主義の精神は萎縮し，活力が削がれていき，やがて資本主
義は減退します。今日の日本社会の姿に符号します。

さて，ここからが重要です。企業家（起業家）による瑞々しいコ
ラボレーションやダイナミックな協力関係づくり，それらの延長線
上になる起業活動は，主要な活躍の場を伝統的な産業分野から次第
に公共セクター，非営利セクターに移行するだろうと彼は見立てて
います。前述したように，そのような公共セクター，非営利セク
ターにビジネス的な手法を持ち込んで，社会的な課題を解決する
チェンジメーカーを社会起業家と言います。

今日，資本主義がこれ以上地球環境を破壊すれば，やがて環境の
持続可能性が失われ，人類も，人類社会も，それらを乗せている地
球生態性も回復不能なまでに棄損されるという警鐘が声高に叫ばれ
ています。

マルクスが書き残した「研究ノート」を丹念に読み込んだ斎藤に
よると，マルクスが求めていたのは，無限の経済成長ではなく，大
地＝地球を〈コモン〉として持続可能に管理することでした[28]。ま

た，マルクスは，こうも言っています。「資本主義の危機は，資本主義制度の消滅によって終結し，また近代社会が，最も原古的な類型のより高次の形態である集団的な生産および領有へと復帰することによって終結するであろう」[28] と。

このように，シュムペーターやマルクスの資本主義の終結の見立ては，持続可能な社会の存続のためには，不可避なものとしてとらえている点に，共通点があります。日本のヘルスケアは，製薬や医療機器，そして情報通信サービスなど，営利的なビジネスにも依存していますが，医療機関など，直接患者に相対して保健・医療・福祉サービスを提供するヘルスケア・セクターは非営利原則を維持しています。

ヘルスケア・セクターで働く人々は，人間社会が環境と調和しながら持続していくために必要欠くべからざるエッセンシャル・ワーカーであり，チェンジメーカーです。極端な機械化，オートメーション化が容易ではなく，生身の人間が汗をかいて労働しなければならないので，労働集約的なセクターです。経済システムが脱成長に舵をきっても，否，舵をきりつつある現在と未来においても，地球環境収奪・破壊型ではない，非営利・労働集約的なエッセンシャル・セクターであるヘルスケア部門は持続していかなければなりません。

一般産業社会で低迷するコラボレーション，そしてその延長線上にある起業活動を尻目に，ヘルスケア・セクターでは，今現在，地

28）斎藤幸平：人新世の「資本論」，集英社，2020.

域包括ケアシステムの場で，医療機関の場でダイナミックな多職種連携とコラボレーションの協力関係勃興の一大運動が巻き起こりつつあります。マルクスやシュムペーターの見立てが，このような動向に顕在化している姿を筆者は見る思いがします。つまり，持続可能な連携・協力の場はヘルスケア・セクターとその関連分野に徐々に，しかしながら着実に移行しています。

　従来の医療イノベーションは，「治す」に力点が置かれてきましたが，今後も「治す」イノベーションは持続していきます。そして「治す」に加えて，地域包括ケアシステムの普及と共に「支える」イノベーションも多方面で勃興しています。さらに今後は，「治す」「支える」に加えて，「防ぐ」方向の先制医療イノベーションも興隆してくることでしょう。ヘルスケア・セクターという非常に幅広い分野をどうとらえるのか。裾野が広いヘルスケア・セクターにイノベーションの契機をもたらすものは，その広い裾野を結びつけ，異質なサービスやプロダクトを結びつける臨床系の情報そのものと情報通信技術に関するイノベーションです[29]。

　イノベーションという視点でヘルスケア・セクターをとらえると，防災・減災・災害復旧，インフラメンテナンス，非接触技術，無人化・省人化技術や情報セキュリティによる安全・安心の確保，バリアフリー・ユニバーサルデザインを含むスポーツ振興・障害者スポーツ，スマート家電，リモートワーク，高齢者・子ども等の見守りを含む子育て・高齢者・障害者等の支援，環境・エネルギー，メ

---

29) Matsushita, H., Ed.(2020). Health Informatics : Translating information into innovation. Springer Nature.

ディカル・ツーリズムを含む国際的な観光・金融都市の実現，交通・物流・サプライチェーンなど，実に多様なイノベーションがヘルスケア・セクターに影響を与えることが分かります。

このような裾野が広い分野が，すべて何らかの形で，医療・健康分野と関係します。医療・健康分野では，多様な領域にイノベーションが期待されています。画像診断技術，生体現象計測・監視技術，医用検体検査装置，各種医療器具，処置用機器と生体機能補助・代行機器開発など，健康管理システム，健康機器開発など，遠隔診断・モバイルヘルス，ゲノム情報や健康データを活用した疾病予防，各種検査技術，治療・手術支援に関する技術・製品，救急・救命に関する技術やサービス，メンタルヘルス・サポート，遠隔看護，遠隔医療，在宅リハビリテーション・サービスなどです[30]。これらは，いずれも多職種連携に大きな影響を及ぼすことになります。

---

30) Matsushita, H.,(2020). Innovation in Health Informatics. Health Informatics：Translating information into innovation（Matsushita ed.）. Translational Systems Sciences Series 24. Springer Nature 1-23.

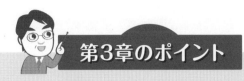

第3章のポイント

- 面白いモノゴトを核にして，不断のコラボレーションをすることによって人類，人間社会は変化，進化を遂げていた。だから，コラボレーションとは人間にとって特別なことではなく，むしろ，人間の本性のようなものである。人は生まれながらにして，ホモ・コラボレタス（協力する人）なのである。

- かつて元気だった日本資本主義のもとでは，自由闊達でダイナミックなコラボレーションが繰り広げられていた。しかし，近年は伝統的な産業社会を中心としてコラボレーションのパワーは衰微，衰弱しつつある。その根本原因は，面白いモノゴトが枯渇していると受けとめられているからだ。

- イノベーション，創造性，主観的幸福感，主観的健康感，そしてコラボレーションはつながっている。現代日本からイノベーションの気風が失われつつあるのは，これらの要因の相互連関が弱まっているからである。

- 近代資本主義の衰退は，マルクスやシュムペーターが予言していた。

- たとえ近代資本主義が衰退しても，健全，健康な社会を持続的に維持発展させていくために，エッセンシャルなヘルスケア・セクターには，今後ますます，新しく，元気なコラボレーションが求められる。

- ヘルスケアは持続可能な社会を支えるソーシャルな存在である。自由闊達なコラボレーションから生まれるヘルスケア・イノベーション（ソーシャル・イノベーション）を鼓舞し，盛んに創発させることが重要だ。

- それが，日本が持続的にたくましく存続していく，一つの道であろう。

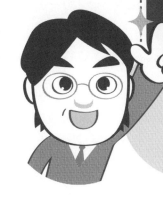

第4章

コラボレーションをシステミックに実践する変化の方法論

セオリー・オブ・チェンジ

第1章と第2章で可視化ツールの活用方法を見て，第3章では大局的にコラボレーションの姿を鳥瞰し，大きなコラボレーションが徐々にヘルスケアとその関連セクターにシフトしている様を考えてきました。ヘルスケアとその界隈には，多職種連携やコラボレーションによってもたらされるソーシャル・イノベーションの契機に満ちています。

　コラボレーションは誰にでもできます。ここまで，コラボレーションをシステミックに，つまり，可視化，コミュニケーション，介入，進化というレンズを通して論じてきました。本章では，具体的に，コラボレーションをシステミックに実践するコツを考えてみましょう。システミックというのは，誰もが，可視化，コミュニケーション，介入，進化のエッセンスをつかめば，必ずアウトプットや成果を生むことができる，ということを意味しています。変化の方法論（セオリー・オブ・チェンジ）とは，筆者の研究や実践を通して明らかになった平凡な多職種連携やコラボレーションが変化（チェンジ）して，大きな成果やインパクトを持つに至った，そのプロセスを方法論（セオリー）としたものです。

　データを可視化して，分析したらそれで終わりではありません。それらをいかに多職種連携に活かしていくのかが最も重要であり，本命なのです。多職種連携という組織行動，そして医療機関全体としての組織行動をいかに変容させていくのか。ここが肝心です。第2章では，これらの可視化ツールで浮き彫りになるデータを，アクション・リサーチとして臨床現場にフィードバックするワークショップや対話の事例を，ところどころ紹介しましたが，本章では，

実証的な研究によって得られた「良いチーム」の特徴を見ていきます。そして，タスク志向のコミュニケーション，関係性志向のコミュニケーションについて検討します。さらに，組織行動の変容にかかわる方法論を体系的に紹介します。

良いチームには7つの特徴がある

　筆者は，多くの病院に可視化ツールを用いたサーベイ・プロジェクトに参加してもらい，その結果を幾多のワークショップを開催してフィードバックしてきました。また，多様な多職種連携やチーム医療が実際に稼働している臨床現場の方々にインタビューをすることによって，良いチームに備わった特徴といったことが分かってきました。

　良いチームの特徴は，高い理念のもとで博愛の精神を尊び，一致団結して一貫した目標に立ち向かう，といったような精神論とは全く別ものです。良いチームの特徴とは，いったい何でしょうか。ここで目を閉じて考え，あなた自身の見解をまとめてみてください。

　良いチームとは，基本的な機能要件を果たして計画された成果を生み出すことができるチームです。すなわち，機能的なチームであり，果たすべき機能は，パートナーシップ，協力，調整です。ポイントは，これらの機能を十分発揮するための条件は複雑で，通り一遍の成功方程式のようなものは存在しないということです。しかし，良いチーム，良い多職種連携に必要な最低限の基準といったものが判明しました（**図1**）。

■ 図1 良いチームの7つの特徴

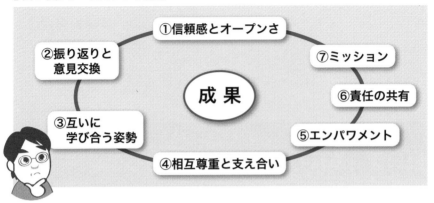

　まず，良いチームでは，信頼感とオープンさが醸成されいて，チームでリフレクションを行い，ストレートに意見交換をしています。互いが学び合う姿勢を強く持ち，特に，あくなき調整を絶えず行っています。この調整によって，情報や知識をシェアし，常に小さな組織学習を継続します。そのような多職種連携やチーム医療の臨床現場には，必ずリーダー役が存在することも分かりました。リーダーとは，必ずしも役職や職位といった形式に固定されるものではありません。形式的にではなく，実質的に協力関係をリードしている存在をコラボレーティブ・リーダーと呼びます。コラボレーティブ・リーダーの役割は，メンバー全員が相互にそれぞれを尊重し，支え合うことの支援であり，メンバーに対するエンパワメントが必要不可欠です。チームメンバーが，互いを指導し合い，全員がチームをリードするという感覚を醸成します。良いチームは責任を共有して，誰か個人を責めたり，個人の責任を過度に追及したりしないものです。そして，健全な群居感情が共有されていて和気あいあいとして活発です。

✦ その1　信頼感とオープンさ

　良い多職種チームでは，関係者が避け合ったり，陰で攻撃したりすることなく，力を出し合って協力することを受け入れています。互いの存在に対してリスペクト感を保持して，信頼感が醸成されています。そのような雰囲気の中，オープンに助け合い，親切さをやりとりしています。これらの傾向は，AITCS-Ⅱ-Jの質問項目（P.44参照）のうち，「9．チーム内では皆が力を出し合って協力している」「10．互いが尊敬しあい信頼している」「11．皆オープンで親切だ」「16．チームメンバーの間には信頼感ができあがっている」という一群の質問の回答が根拠となっています。

　他者に対して「親切であること」とは，第3章でも見たように，小集団を持続させるためのホモ・コラボレタスが，進化の過程で適応的に身につけた協力本能の発露です。政治的な作為，計算ずくめの作為ではなく，人としてのナチュラルな小さな親切さが，チームに満たされているという点は重要です。

　逆に，良くないチームにも一定の傾向があります。国を問わず，医療専門職には「地位の境界」が隠然と存在します。医師は看護師より地位や力があり，看護師は技術者より地位が上にある[1]，というように。医療組織の中でサバイブするためには，地位，権威，力のある者には素直に従い（少なくもそのようなふりをして），異論を唱えない（陰ではいろいろ言うが），（公式の場では）決して批判

1）エイミー・C・エドモンドソン著，野津智子訳：チームが機能するとはどういうことか―「学習力」と「実行力」を高める実践アプローチ，英治出版，2014.

しないことが，あたかも定石と化しているような組織には，信頼感とオープンさはありません。良くないチームでは，ある特定のメンバーに対して陰口を言ったり，陰湿な攻撃を加えたり，仲間外れにしたりすることが日常化しています。そこには，仲間に対する尊敬や信頼は希薄で，ある種，殺伐とした雰囲気が漂います。

✦ その2 振り返りと意見の交換

よく機能しているチームは，前向きにリフレクションをします。リフレクションは，通常，現在の時点から過去を振り返る認知活動なので，「リフレクション」を「前向き」に行うのは，一見矛盾した行為のように思うかもしれませんが，過去を「リフレクション」して，将来を「前向き」にとらえる，という意味合いでの認知なのです。つまり，起こってしまった事象に対して，反省，省察，自省を頻繁に行い，それらをもって未来に備えるという認知活動なのです。

また，優れたチームは，異見（異なった意見）を大切にします。異見は，突起物（salience），出る杭のようなものと言ってもよいでしょう。サリエンスという英語の形容詞はsalientで，「重要な」「顕著な」という意味があることに注目したいものです。チームの常識や出来上がってしまったメンタル・モデルに絶えず疑義を持ち，修正を加える際には，突起物のような尖った見解，意見を重視します。そして，異見を排斥したり，虐げたりせずに，あくまで問題解決のためにストレートに意見の交換をしています。第3章で，共同体（コミュニティ）の「和」を乱す者や異端者を，異質な人間として過剰に排除する気質を，稲作型ムラ社会的パーソナリティと

して指摘しました（P.156参照）。確立したルーティンに対する異見を（しばしば卓見の可能性があっても）排除する傾向は，多くの多職種連携やチーム医療の現場で見られるので要注意です。

　第2章で取り上げた概念を用いれば，異見を具申できる，異見を述べることによって権威を持つ者から不当に責められない，といった心理的安全性が担保されています。これらの傾向は，AITCS-Ⅱ-Jの質問項目（P.44参照）のうち，「12. 振り返りと改善によってチームの機能に変化を加えている」「13. 異なる意見が出るときは，お互いが満足のゆく解決ができるよう努力している」という質問に対する回答が根拠となっています。

　逆に，良くないチームは，過去を未来志向的に振り返りません。ヒヤリハット，インシデント，アクシデントが発生しても，「水に流す」ことが常態化しています。異見を受け付けないので，何を言っても仕方がない。あるいは，正しい意見であっても，周囲から疎まれる，管理者から排除されるといった歪んだ同調圧力が強く働きます。黙って大過なく過ごすことが，そのチームにおいてふさわしい立ち振る舞いであると共有されています。

✦ その3　互いに学び合う

　互いに学び合う姿勢は，組織学習を進めようとする積極的な姿勢の表れです。活気にあふれた優れた多職種チームは，互いに学び合う姿勢が顕著です。それぞれのメンバーが，それぞれのスキル・レベルを把握していて，できること・できないことについて了解があるのです。できないことをできるふりをしたり，できることをでき

ないふりをしたりする，というようなことがないのです。そして，チーム全体として，できない部分の面積を減らし，できる部分の面積を増やしていくために，できないメンバーには知識やスキルをシェアし，できるメンバーはそれらを伝授，シェアすることによって，さらに，知識やスキルの底上げを図っていきます。人は教えることによって最も効果的に学びます。これが，組織学習であり，組織学習が習慣化されているチームには，自然と互いに学び合う姿勢が醸成されます。

これらの傾向は，AITCS-Ⅱ-Jの質問項目（P.44参照）のうち，「14. お互いができることとできないことを理解している」「15. チーム内で知識とスキルが共有されていることを理解している」への回答が根拠となっています。

逆に，良くないチームは，タスクや業務遂行の方ばかりに注意が向くことが圧倒的に多く，組織として学ぶことに，そもそも注意が向いていません。タスクや業務遂行をできるメンバーに負担が集中し，知識やスキルが職場で積極的にシェアされることがありません。

互いに学び合う姿勢，組織学習に対して決定的な影響を持つのは，そのチームのリーダーシップのあり方です。後述するように，チームを組織学習の場としてとらえ，活性化させていくには，コラボレーティブ・リーダーシップの存在が必要不可欠です。

✦ その4　相互尊重と支え合いでインクルージョン

第3章で見たように，寄り添って支え合うことは，ヒトが最も長い時間を生存した旧石器時代のホモ・コラボレタスの協力本能の発露で

す。寄り添って支え合わなければ、共同体（コミュニティ）も個人も、過酷な条件に耐えることはできず、死を迎えることに直結しました。

　人は、他人の目や他者からの自分についての評価、評判をことさら気にして、自分の行動に取り込むという複雑で相互依存的な社会的行動をします。他者を尊重するというのは、純粋無垢に他者の存在や生命を尊重するというよりは、むしろ、他者を尊重することによって、その利得が自分と共同体（コミュニティ）に還元されることを功利的に期待したのかもしれません。いずれにせよ、相互尊重と支え合いという組織行動の結果に関する解釈はさておき、良いチームには、相互尊重と支え合いという、ホモ・コラボレタスの協力本能が素朴に継承されています。

　チーム内の相互尊重と支え合いの程度は、多くの場合、リーダーが左右します。リーダーが相互尊重と支え合いの行動をとることによって、メンバーは（将来得るであろう利得を計算して）、相互尊重と支え合いの行動を尊重し（あるいは尊重するポーズをとり）、同調します。相互尊重と支え合いがあふれているチームでは、マイノリティ、ハンディキャップ、能力の高低などを包摂（インクルージョン）して、チームに所属する人が特段の制約なく働ける環境を実現しています。このようなことを背景として、チーム内のリーダーはメンバーを支援し、メンバーのチームワークに対する貢献を評価します。また、リーダーは、メンバーが互いの専門性を尊重しつつも、自由に意見を言うことを促します。そして、チームメンバーが共有した成果にスポットライトを当て、それらが価値あるものとして尊重するのです。

これらの傾向は，コラボレーティブ・リーダーシップ尺度の質問項目（P.60参照）のうち，「（1）リーダーは，メンバーを支援し，グループのチームワークに対する貢献を正当に評価している」「（2）リーダーは，チームメンバーが互いの専門性を重んじるように奨励している」「（4）リーダーは，すべてのチームメンバーが自由に意見を述べる機会を持てるようにしている」「（5）リーダーは，チームメンバーが共有した成果を有意義かつ価値あるものと見なすように促している」という質問に対する回答が根拠となっています。

相互尊重と支え合いがないチームは，形式的には持続しますが，本質的には崩壊することとなります。

✦ その5 チームメンバーへのエンパワメント

うまくいっているチームのリーダーは，効果的にメンバーに対してエンパワメントを行っています。患者や利用者には，自らがケアのリーダーになるように支援しています。治療やケアを受けるだけの人ではなく，価値を共創する相手と見なしていると言ってもよいでしょう。また，リーダーは，率先垂範して関係者を引っ張りますし，チームメンバーが互いに指導し，チームを効果的にリードし合うというような状況を創出します。

これらの傾向は，コラボレーティブ・リーダーシップ尺度の質問項目（P.60参照）のうち，「（10）チームメンバーは患者や利用者が協働的リーダーになれるようにサポートしている」「（11）チームメンバーは求められれば，率先してチームをリードする能力を発揮している」「（12）チームメンバーがお互いを指導し合い，チー

ムを効果的にリードできるようにしている」という質問への回答が根拠となります。

　逆に，エンパワメントしないリーダーは，業務遂行そのものを職務としてとらえる傾向があります。換言すると，「言ったこと，命令したことをやらせる」のです。時と場合（例えば，緊急性，救急性が高い部門）によって，指示命令や上意下達は求められますが，エンパワメントがなければ，タスクに対する意味づけや承認が十分でない可能性が高まります。その結果，チーム内に瑞々しい人間関係が涵養されなくなることが多々あります。臨床系スペシャリスト一般において，臨床的な狭く深い専門スキルを前面に打ち出して他者をリードする傾向が見受けられます。このような傾向は，本書でも繰り返し指摘している，教育体制，職能団体，医療機関内のタコツボ体質の掛け算の反映です。切れ味鋭い専門スキルに，人間的なエンパワメント・スキルを加えると，より効果的なコラボレーティブ・リーダーシップを発揮することができるでしょう。

✦ その6 責任の共有

　成果を生み出すことができる多職種連携チームには，コラボレーティブ・リーダーシップを発揮できる人の存在が欠かせません。責任という概念は，チーム運営の基本です。リーダーは，チームに頻繁に訪れる意思決定の場面で，チームメンバーそれぞれがやるべきことに責任を割り振ります。また，卓越したリーダーは，多くの意見を自由に出させ，上手に集約します。たとえ初めから結論が分かっていても，意見を出させ，それらを集約することで，責任をシェ

アするのです。もちろん，チームメンバーのスキルや知識，技量にはバラツキがあります。それらのバラツキを観察して，タスクをチームメンバーのコンピテンシーに応じて割り振り，分担させます。

　これらの傾向は，コラボレーティブ・リーダーシップ尺度の質問項目（P.60参照）のうち，「（7）リーダーは，チームの意思決定の過程で，チームメンバーそれぞれが自分のやるべき事に責任を持つように促している」「（8）リーダーは患者や利用者のケア計画策定において，意思決定過程を共有するために，多くの意見をまとめ集約することに注意を払っている」「（9）ケアの計画が実施される時には，チームメンバーの能力に応じて，作業を偏りなく分担している」という質問に対する回答傾向から明らかになりました。

　逆に，良くないチームは，タスクの割り振りはしますが，責任の所在をあいまいにしがちです。また，コラボレーティブ・リーダーシップが健全に機能していないチームでは，そもそも，自由闊達に意見を言うことができません。これは，前述した心理的安全性の欠如の現れです。チームメンバーのスキルや知識，技量の乖離は，個人任せになることが多く，いつまでたってもバラツキが埋まることなく放置される傾向にあります。

✦ その7 肚に落ちるミッション

　以上の6項目が整っているチームには，人を惹きつけ，糾合し，そのチームの一員でいることを誇りとするような「何か」があります。
　その「何か」があると，多職種の溝や壁を越えて，目指すベクトルの方向が一致します。また，メンバーは，「何か」を感じると，

自分自身が果たすべき使命を体感します。その「何か」は，将来の
ありたい姿，あるべき姿であるビジョンとも，チームが究極的にど
のようなことに価値を置くのかというバリューとも異なります。そ
のような「何か」がリーダーから発せられ，それと同時にメンバー
によって共有されると，チームが歩むべき方向が示され，関係者の
力を引き出して，つなぎ合わせ，自分たちの存在意義さえも理解で
きるようになります。

　「何か」は，つとめて理念的で，概念的なものであり，操作的な
ものです。そして，人間集団がつくり上げ共有するものなので，人
工物（アーティファクト）です。理念的でもあり，概念的でもあり，
人の心に対して操作的でもある言語的人工物とは，いったい何なの
でしょうか。

　その「何か」とは，「ミッション」です。

　生存（個のサバイバル）と生殖（種のサバイバル）が至上命題で
あり，言語（少なくとも史料として記録され得る言語）がなかった
旧石器時代や，集団と一体化し，個の欲求やアイデンティティが肥
大化していない農業時代には，ミッションという言語的人工物は，
人間集団によってさほど重大なものとして要請はされませんでした。

　ところが，産業革命や市民革命，工業時代，情報時代を経て，ソ
サエティ5.0とまで呼ばれる新しい社会経済の中で，データ，情報，
知識，知恵，そしてそれらを統合するコンピテンシーが，知能領域
が経済活動を牽引するようになると，様相は一変しました。リベラ
ルな社会に生きる知的な人々（ヘルスケア分野の専門職が該当する）
は，「自分らしさ」の追求に一斉に走り出したのです。「自分らしさ」

は，狩猟採集時代，農業時代，そして，近代工業時代の後期までには，ほとんど見向きもなされない，埋もれていた特異な概念でした。ところが，高度経済成長を経て，現代人の自我構造が個化（個人化）するに従い，「自分らしさ」の追求，実現は，肯定されなければならない市民社会の合意事項にまでなってきています。

　いずれにせよ，今日，ミッションとは，そのような時として病的なほどに先鋭化した，「自分らしさ」を追従する個に対して親和的である必要があります。「個」が尊重され，「個」の行き方がリスペクトされつつも，多様な「個」を収斂（しゅうれん）させ得るミッション。良いチームは，そのような意味合いで，良いミッションを共有しています。

複雑なタスクと人間関係のネットワーク

✦ タスクとは何か？

　やるべきひとまとまりの仕事，作業，課題のことを，ここではタスクと呼びます。病院には多種多様なタスクがうごめいています。患者の容体が急変することによって緊急に発生するタスク。他部門や多職種から依頼されるタスク。仲の良い仲間から頼まれるタスク。職場の管理職から命じられるフォーマルなタスク。関連する部署の管理職から依頼されるタスク。患者の家族から折り入って頼まれるインフォーマル性の高いタスク。自分で見つけ出し，工夫を凝らすタスク。できれば避けたいタスク。積極的に首を突っ込みたく

なるような面白いタスク。後ろ向きな気持ちでやらなければいけないタスク。本来誰かがやらなければいけないのに，誰もやっていない隠れたタスク。役割分担があいまいなために，多くの人が担当しているのにこれといった成果が生まれないタスク。報告するタスク。連絡すべきタスク。誰かに相談すべきタスク。私たちは，実に多様なタスクを行わなければなりません。

✦ 職場の中のタスクと人間関係

職場の中には，複雑で多種多様なタスクと人間関係がネットワークをなしています。個の複雑系のネットワークは，時と共に変化し，場合によっては，特定の人と人との人間関係が解消されたり，逆に新しい人間関係が生まれもします。

図2に示すように，大きなタスクの周りには複数の人が関与して

■ 図2 多職種連携の人間関係とタスクのネットワーク

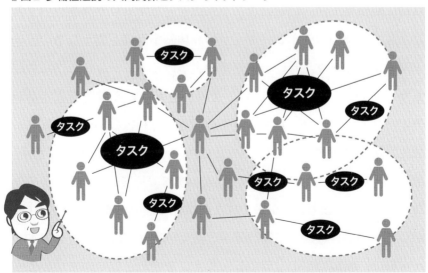

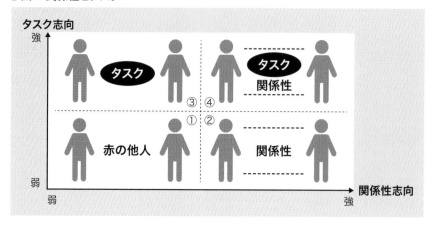

チームをつくることもあれば，小さなタスクには１人しか関与しないこともあります。濃密な人間関係の中で遂行されるタスクもあれば，特段の人間関係なしに，タスクのみが人と人との間に介在するようなこともあります。

　図3は，関係性とタスクとの組み合わせを単純化したものです。横軸に関係性志向，縦軸にタスク志向をとりマトリクスを作ってみると，２者間のコラボレーションの成功確率が最も高くなるのは④象限です。つまり，互いの信頼感を裏づけるポジティブな関係性があり，その信頼の上に立って，タスクを遂行する場合です。ポジティブな関係性とは，しがらみや殺伐とした利害の関係ではありません。第２章で見たように（P.109参照），それはポジティブ感情，エンゲージメント，意味・意義，達成のすべて，またはいずれかを伴うものです。つまり，ポジティブな関係性に埋め込まれたタスクは，そうでない場合と比べて遂行確率と成功確率が格段に高まります。

　本書は，職場の中のコラボレーションを主題としています。よっ

て，当面のゴールを④象限つまり，高タスク／高関係とすると，ルートは３つあります。１つ目は，①象限・低タスク／低関係→④象限・高タスク／高関係。２つ目は，①象限・低タスク／低関係→②象限・低タスク／高関係→④象限・高タスク／高関係。そして３つ目は，①象限・低タスク／低関係→③象限・高タスク／低関係→④象限・高タスク／高関係です。

　難易度が最も高いのは，いきなり関係性をつくり，その上にタスクを乗せる①象限→④象限ルートです。まずは，①象限→②象限→④象限または，①象限→③象限→④象限を目指すのが現実的でしょう。

　忙しいヘルスケアの現場では，すべてのタスクを，まずは関係性づくりから始めようと声高に主張しても現実的ではありません。タスクを中心にしても全く構いませんが，タスクをこなしながらちょっとしたスキマ時間を見つけて，雑談をすることが関係性を養うことになります。そして雑談から徐々に，対話モードにしていきます。詳細は，後の節で見ていきましょう。

タスク志向のコミュニケーションのコツ

　図3の④象限のように，良い関係の上に立つタスク遂行を実現するコラボレーションを目指すためのポイントを整理してみます。職場には，**図2**に示したように，さまざまなタスクがあり，それらのタスクをベースにして，私たちは，チームで，あるいは単独でタスクに当たります。これは多職種連携やチーム医療でも同じです。

わざわざ人と人との関係性の上にタスクを置くことなく，タスクをベースにしてもやりとりが行われます。関係性と切り離して，タスクそのものに注目します。タスクベースのやりとりの本質はエクスチェンジ（交換）です。

　人は，単独でも，チームでも自らのコンピテンシーをそのタスクに投入することによってタスクの実行，達成を図り，成果を得ることになります。コンピテンシーとタスクの完遂によって得られる成果の交換です。

　タスクの構成要素には，少なくとも５つあります。目的，対象，手段方法，水準，そして期日です。タスクはこれらが具体的，明確に定義されています。２人あるいは複数の人々によって，１つのタスクを達成したり実現したりするためには，目的，責任の所在，対象，手段方法，水準，期日を明確に共有しておく必要があります。よって，タスク志向のコミュニケーションとは，タスクの具体的な要件を確認する質問が中心となります。例えば，次のような質問です。

「そもそも，なぜそのタスクをやらなければならないのか？」

「誰が責任を持ってやるのか？」

「何をターゲットとしてするのか？」

「どのくらいまでやるのか？　どのレベルまでやるのか？」

「いつまでに完了するのか？」

　タスクが無事完遂されれば，関係者は成果を共有し終わります。もともと関係性などないのですから，ウェットな関係性は残存しません。しかし，相手や参画したメンバーのコンピテンシーが秀逸

▌図4 タスク志向のコミュニケーション

タスクの構成要素

・目的
・責任の所在
・対象
・手段方法
・水準
・期日

タスク

タスクを明確化する質問

・なぜ？
・誰が？
・何を？
・どのように？
・どのレベルまで？
・いつまでに？

・どのような行動が必要？
・どのような能力が必要？
・どのような資質が必要？

コンピテンシー

だった，成果を実現するために手段方法が素晴らしかった，などの
エビデンスが卓越していたら，それらをベースにして関係性が生ま
れることも多々あります。そして，③象限→④象限というように
モードが転換されていきます。

　逆に，タスクに何らかの深刻な問題が生じれば，そのタスクを別
の人に割り振る，別のチームに割り振る，などの対応もしなければ
なりません。このようなことになると，

「もう二度と，あの人にはタスクを依頼しない」

「頼むなら，もっと簡単なタスクにすべきだ」

というようなことにもなります。

　これらのことから明らかなように，タスクそしてタスク志向のコ
ミュニケーション（**図4**）は，機能を重視する機能的な組織に
フィットします。

　ちなみに，タスクが市場の中で，物象化（製品化・商品化する）

されたり，サービス化されたりすれば，需要曲線と供給曲線が交わり均衡するとされるポイントで，価格が設定されます。こうして，タスクは価格を得ることによって，市場で売買されることとなります。市場における交換です。良いモトゴトに，良い値段をつけて売る・買う。すべてがギブ・アンド・テイクです。しかし，だますことなく，陥れることもなく，互いが納得し，信頼し合えば，そこに信用が生まれ，長期的な関係性が生じることもあるのです。

関係性志向のコミュニケーションの勘どころ

　関係性志向のコミュニケーションは，ことさらタスクを媒介としないコミュニケーションです。長い間組織の中で働いてきた人にとっては，ちょっと想像することが難しいでしょう。企業や病院で，口を聞いたこともない人と特段のタスクを媒介せずに話しはじめ，何らかの関係性をつくり上げる。地域の中で，何のタスクも介することなく，純粋に仲良くなりたい人を見つけ，実際に仲良くなる。ちょっと興味を引く異性がいる。もっと親密な関係になってみたい。利害関係など全くない無関係の人に対して，話しかけて何らかの関係をつくる。同じ病院の中で今までタスクベースで一緒に働いてきたが，もっときちんとした関係を築きたい。あるいは，引退して，これからは，地域で仕事とは全く関係のない人間関係をつくりたい。多くの場合，そのような場面で生じるコミュニケーションです。

　そう考えてみると，タスクは，案外，便利なものであることに気

■ 図5 関係性志向コミュニケーション

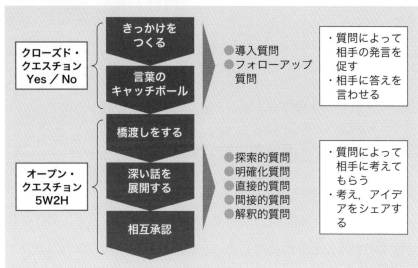

づかされます。目的や責任の所在がある程度明確で，タスクが完遂
されれば，あと腐れなく，関係性を引きずることなく，終了するこ
とが予定されているからです。

　さて，関係性志向コミュニケーションを1枚のワークフローにし
たものが**図5**です。①きっかけをつくる→②言葉のキャッチボール
をする→③橋渡しをする→④深い話を展開する→⑤相互承認という
ステップを踏む，これら一連のプロセスは面倒です。この面倒臭さ，
つまりコミュニケーションに伴う認知的コストが高くつくというこ
とが，関係性志向コミュニケーションの大きな特徴です。

　相互承認とは，互いの気持ちや考えていることを分かり合う，と
いうほどの意味です。相互承認には対価や成果といったものはなく
（より正確には，積極的には期待してはならず），ただ互いが分かり
合えるという，はっきりとしないながらも双方がより満足できる状

態にまで持っていくことが，関係性志向コミュニケーションのツボです。タスク志向のコミュニケーションでは，具体的なタスクを遂行することよって実現すべき成果を追求しますが，関係性志向コミュニケーションでは，そのような成果は追求しません。むしろ，関係性そのものを探索するというところに重点が置かれます。

✦ ステップ1　きっかけをつくる

タスク志向のコミュニケーションでは，たとえ赤の他人同士であっても，2人の間にタスクが生まれれば，タスク処理に向けて起動するということが前提でした。ところが，関係性志向のコミュニケーションでは，境界を越える「きっかけ」づくりという探索的行為から始まります。

きっかけを探索することは，シンプルな応答から始まります。
「今日は朝ごはん食べてきましたか？」
「コーヒーは好き？」
「旅行に行くのは好きですか？」
というような，簡単に答えることができる質問です。きっかけをつくるには，難しい質問よりは，誰もが身構えずに簡単に答えることができる問いかけの方が合っています。「はい／いいえ」「Yes／No」という簡単な言葉で返答できる質問のことをクローズド・クエスチョンと言います。ちなみに，クローズド・クエスチョンとは，文字どおり「閉じた問い」です。簡単に返答できるが，オープンな発展性はあまりない，そのような問いかけです。

全くの赤の他人同士が会う時に，無意識的に必ず行うことがあり

ます。それは，共通の「しるし」を持っているかどうかの確認です。「しるし」とは，その人の属性です。人種，出身国，国籍，民族的出自，話す言語，性別，性的嗜好などですが，本人が積極的に選択できない属性をストレートに尋ねることは，「リベラル」ではない，差別的だと近年，受けとめられるようになっています。

これらの「しるし」は，それとなく察するべきものに変化しつつあることが，また認知コストを上げる要因にもなっています。後天的な努力や知能で獲得した，卒業した大学，職種，保有している資格，年収，働いている業界，住んでいる街，趣味，嗜好，身につけているモノのブランド…などさまざまです。

その「しるし」によって，自分と合うかどうか，自分にとって脅威になるかどうか，自分にとって（利用）価値があるかどうか，を無意識的（かつ打算的）に値踏みします。このようなことを考慮すると，「しるし」探しは，（功利的な）「きっかけ」づくりという側面があることに注意したいものです。

✦ ステップ2　言葉のキャッチボールをする

きっかけ（フック）は，雑談や会話の端緒。端緒，きっかけができたところで，言葉をあたかもキャッチボールするかのように交わします。

「今日は朝ごはん食べてきましたか？」

「ええ，食べてきましたよ」

「私も朝食はなるべく食べるようにしています」

「朝から病棟や関連する部署を気ぜわしなく歩き回るので，エネル

ギーを使いますからね」

「ですよね。体調をちゃんと管理するためには朝食は食べないとね」

「そうそう」

「歩き回ることもそうだけど，多職種カンファレンスに参加する時なんかも，集中力高めるために，脳にエネルギーやらないとね」

　こんな調子の会話です。不思議なもので，人は，たわいもない会話の中に意味を見つけ出したり，意味を拾い上げたりしようとします。単なる言葉のキャッチボールだけでも，だんだん意味深くなっていくものです。タスクがあれば，タスクそのものが，ある程度の強制力を持って関与する人々を媒介しますが，関係性志向のコミュニケーションでは，当事者同士が，意味を共有し合うことにポジティブである必要があります。

ステップ3　橋渡しをする

　2人の間の溝を埋め，さらに意味ある関係に一歩踏み出すステップが橋渡しです。橋渡しとは，英語ではトランスレーション（translation）と言います。異なるモノゴトを結びつける。異界を越境する。川のこちら側とあちら側をつなぐ。ある言語から別の言語へ翻訳する。このようなことが「橋渡し」です。「橋」に含意されるものは，隔たり，川，溝，渓谷，ギャップなどを埋めて，こちら側とあちら側をつなぐ何かです。何かをつなぐためには，援助的コミュニケーションが求められます。

　小澤竹俊[2]によると，援助的コミュニケーションのポイントは5点あります[*1]。

①私が相手を観察して，理解しようとすることが大切

②でも，私が相手を完全に理解することはできない

③しかし，相手が私を「自分の理解者」だと思うことは可能性として残る

④自分を理解してくれる人がいると，相手はうれしくなる

⑤「わかってくれる人」とは，自分のことを「聴いてくれる人」（私）である

　これら5点のうち，勘どころは，「②私が相手を完全に理解することはできない」と「③しかし，相手が『私』を『自分の理解者』だと思うことは可能性として残る」という点です。「私」は，相手のことを完全に理解することはできませんが，私が相手のことを理解しようとする態度，姿勢，心がまえは，相手に伝わるものであり，それらが橋渡しされると「相手」はうれしくなるということです。

　この可能性を残すような，可能性の余地が伴うようなコミュニケーションこそが重要なのです。つまり，橋渡しされる何かのうち，最も重要なものが，この「相手が『私』を，もしかしたら自分の理解者である，理解者になってくれるかもしれないと思い至る可能性」です。つまり，「⑤『わかってくれる人』とは，自分のことを『聴いてくれる人』（私）」ということになります。共感が生まれる一つの本質的な機序は，援助的コミュニケーションの傾聴にあります。

2）小澤竹俊：死を前にした人にあなたは何ができますか？，P.13～14，医学書院，2017.

＊1　文献2）の記述を本書の文脈に合うように一部修正加筆。小澤竹俊は，エンド・オブ・ライフケアの「死を前にした人」への援助的コミュニケーションについて深い論考を展開している。健常な人への援助的コミュニケーションも本質は同じである。なぜなら，健常な人でもいずれ死ぬことは不可避で，死を前にした人であるからである。

また，後で触れる相互承認のポイントも傾聴にあります。

　ちなみに，私は，日本小児看護学会学術集会で小澤竹俊医師と同じパネルディスカッションに登壇し，コラボレーション，援助的コミュニケーション，共感，相互承認について興味深い議論，対話をしたことがあります。これらについては，実は，健康観やヘルスケアの大きなパラダイムとも関係することでもあり，再び第5章で触れます。

　さて，ここまでのステップでは，クローズド・クエスチョンを多用してきましたが，この橋渡しのステップでは，オープン・クエスチョンを多用します。オープン・クエスチョンとは，答えが，どういう方向にも行くことができる解放系の問いです。**図5**（P.209）にあるように，5W2Hを問う質問です。つまり，誰が（Who），なぜ・何のために（Why），何を（What），どこで（where），いつ（when），どのようにして（How），いくら（How much）を問います。

　すると，相手は，そのオープンな質問に答えるために，考えなければいけなくなります。クローズド・クエスチョンは，割と簡単に返答ができますが，オープン・クエスチョンは，相手の思考や感性を引き出す質問です。

「多職種カンファレンスは，集中力を求められますよね。なぜでしょうか？」

「医師，作業療法士，理学療法士，栄養士などを前にして，看護の立場を代表して発言するので，無責任なことは言えませんよ」

「なるほど。看護の立場を代表して発言するのですね」

「ちょっとかっこよく言えばですが…」

「で，看護の立場って何なのでしょうか？」

「病態や病状だけを見るのではなく，患者さん全体を丸ごと看る，ってことだと思いますよ。患者さんの背後にある親族，社会での仕事，患者さんの信条や思い，そういったことすべてを見ないと患者さんを『看る』ことにはならないんですよね」

　このような会話です。すべての質問がオープン・クエスチョンです。オープン・クエスチョンに答えるためには，自分の考えをきちんとまとめて，相手に返すことが求められます。笑ってごまかしたり，逃げたりすると，そこで会話は実質的に終わってしまいます。

✨ ステップ4　浅い話から深い話へ

　橋が架かれば，「私」というこちら側と，「あなた」というあちら側がつながれたことになります。「私」の何と，「あなた」の何が結ばれるのでしょうか。それは，それぞれが紡いできた物語，物語に埋め込まれた意味です。システム科学では，インターナル・モデルとも言いますが，昨今の人文系では「ナラティブ」とも言います。ここでは，分かりやすく物語と言います。つまり，こちら側の「私」の物語からあちら側の「あなた」の物語をつなぐことにより深い話を展開するのです。

「今までで，一番思い出に残っている患者さんのエピソードって何ですか？」

「大島出身の18歳の女性が白血病を患って，入院してきました。放射線治療や化学療法をやったのですが，なかなかよくならなくて…。その女性のお母さんと相談して，娘さんに寄り添う看護をスタッフ

全員でやろうって決めたんです」

「寄り添うって言葉，よく看護師の人はお話しになりますよね。寄り添うって，どんなことなんですか？」

「たとえ解決ができない苦しみを抱えたとしても，人には笑顔を取り戻せる可能性があるんですよね。その可能性を信じて，患者さんと一緒になって探すことが，寄り添うってことだと思います」

「で，その患者さんにどのように語り掛けたのですか？」

「その患者さん，若いのにもかかわらず，残りの命の日々が少ないってこと，よく分かっていたの。で，亡くなる2週間前に，『何でもよいので，やりたいことがあったら言ってください』って思い切って尋ねたんですね」

「その患者さんの答えを聞いてもよいですか？」

「ええ。その娘さんは，『大島紬の着物を着たい』って，ポツリと言ったの…」

「その患者さんが生まれ育った大島の，ですね。それから，どうしたんですか？」

「患者さんのお母さんと相談して，娘さんのおばあさん，つまり，お母さんの義理のお母さんが手織りで織り上げた大島紬の着物が一着残っていたので，それを届けてもらったの。主治医，リハスタッフにも相談して合意がとれたので，その患者さんは喜んで，大島紬の着物に袖を通したの」

「それから？」

「シュテルベン…。最後は，また大島紬の着物を着てもらって見送ったの。主治医も看護師も，チームの皆が泣いたわ。皆が泣きながら

見送ったのね」

　これは，とある大学病院に勤務した経験のある看護師が語ったエピソードであり物語です。おそらくは，どの病院でも繰り返されている若い患者のエンド・オブ・ライフケアの一コマなのですが，当の看護師にとっては，忘れられない物語だったようです。看護師のキャリア発展において，エピソードがどのように影響を与えるのかについて，フィールド・ワークを行っていた時に遭遇した思い出深いエピソードでした。

　さて，このエピソードには続きがあります。その後，病棟の多職種連携が見違えるほどスムーズになったとのことでした。患者をケア中で生じた情動を深く共有することによって，実は，チームがケアされたのかもしれません。ケアという現象は，共創的な性質がありますが，このことについては，後で詳しく検討します。

✦ ステップ5 相互承認

　いずれにせよ，深い話を臆せず聞き及ぶと，その人の内面のどこかにひっそりと秘められている物語を語ってくれることが多々あります。先に紹介した対話では，「思い出に残っている患者のエピソード」というテーマでしたが，いろいろなテーマがあることでしょう。
「最も達成感を感じた出来事って何でしょうか？」
「1年間を振り返って，気持ちが折れて，嫌になってしまったことは？」
「仕事をやっていて充実感を感じるのはどんな時？」
　これらのテーマは，過去に意識のベクトルを向かわせ，過去のエ

ピソードで語り合います。未来に向かうテーマとしては，例えば次のようなテーマ設定があるでしょう。

「この1年間でいろいろ工夫して実現したいことって何ですか？」

「仕事以外のことで，向こう3年間くらいで思いっきりやりたいことってありますか？」

「来年は，どんな目標を立てる予定ですか？」

　オープン・クエスチョンによって，相手に考えてもらい，対話の中でいろいろな考えやアイデアをシェアすることが，互いを認め合うこと，つまり，相互承認となっていきます。

MACEサイクルを回して組織行動を変容させる

　「〜サイクル」と聞くと，多くの医療関係者の方々は，PDCAサイクルのことを思い出すことでしょう。結論から言うと，PDCAサイクルに過度にとらわれてしまうと，組織の行動を変化させることはできなくなります。PDCAサイクルという言葉を聞いて，ハッピーになる，心が穏やかになる人は，まずいません。何となく気持ちが重くなる。○○をしなければいけない，という圧力を感じる。上司に目標を提出する時に葛藤を感じる。目標の達成度を評価されて，責められるような気がする。臨床現場には，このような声があふれています。PDCAサイクルは，そのサイクルを回す人々の幸福感を高めているわけではないようです。

　これから見るMACE（メイス）サイクルは，PDCAサイクルとは

■ 図6 MACEサイクルが目指すもの

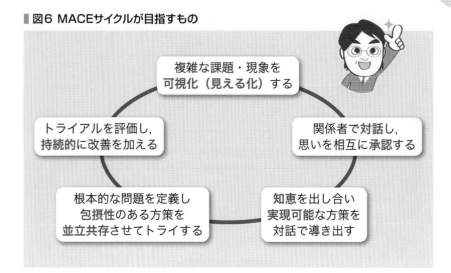

全く別のものです（**図6**）。また，可視化データを活用して，多職種連携という組織行動を変容させていく際のキーとなるものです。ポイントは，主観的幸福感を含む健全な群居感情を醸成するということです。英語のMACEとは武器の「矛」という意味ですが，MACEサイクルは，多職種連携を臨床現場で進めるために旧来的な手法に穴を開けてブレークスルーをもたらす，ということを掛けて私が命名したものです。日頃の鬱憤，やるせなさ，割りきれない思い，権威勾配からもたらされる不公正感などを解消する「武器」という意味合いを持たせています。

　MACEサイクルのエッセンスは次のようなものです。

①**自分たちの存在意義について，肩ひじ張らないカジュアルでフランクな対話で共有する（ミッション：M）**

②**異なる立場，異見，価値観を決めつけることなく並立共存させる（アコモデーション：A）**

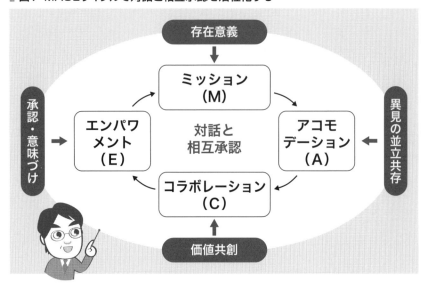

③チームやグループのメンバーが協力し，自律的，自立的に知識と
知恵を出し合って価値を共創する（コラボレーション：C）

④お互いが承認し合って，アクションに向けて動機づけ，意味づけ
る（エンパワメント：E）

図7にあるように，対話と相互承認がMACEサイクルを駆動します。

第２章で，ある人が幸福な友人を持つと，その人が幸福になる可
能性は約９％増大し，不幸な友人を持った場合は，幸福になる可能
性が約７％減少する，ということを見ました。MACEサイクルに
よって，対話と相互承認の組織風土を醸成して，幸福な従業員を増
やすことが，実は，患者や家族のため，地域のためになるのです。

✦ 対話と相互承認で潤いのある人間関係をつくる

コラボレーションのカギは対話にあります。そして，対話のカギ

はナラティブ（物語ること，物語り）にあります。

　対話という言葉から何を連想するでしょうか。

「みんなで集まって，テーマを与えられて自由にオープンに話し合うあの手のヤツですか。ありゃ，苦手だね」

　企業研修や学校でやらされる，あの手のイベントに辟易した人も多いことでしょう。ワン・オン・ワン，グループワーク，ブレーンストーミング，ワールド・カフェ，グループ啓発，グループ・カウンセリング……。

「話し好きなヤツだけが，いい気になってペラペラしゃべって，ちっとも面白くなかったよ」

「自由だ？　オープンだ？　とんでもないよ。お偉い講師サマから，お題目を与えられてグループで話し合いをさせられた。自由でも，オープンでもなく，ただただ苦痛だったよ」

　本書で深めていくナラティブとは，物語る，しゃべる，話す，という行為そのものではありません。物語，ストーリー，モノゴトの見方，その人ならではの経験，その人ならではの解釈です。そういったものすべてを含むので，その人が，編集したり構成したりする社会的な「文脈」と言ってもよいでしょう。また，人にはいろいろな文脈が絡まっていて，そうした文脈を，人は編集して，その人ならではの「世界」と見立て，広い狭いにかかわらずその人の世界とやりとりするので「世界観」とも呼んでよいでしょう。

　繰り返しますが，システム科学では，そういった人間の内面に横たわるもののことをインターナル・モデルと言います。インターナルとは人の内側，内面のことです。モデルとは，その人がつくり上

げてきた経験の総体から，その人が世界をどうとらえているのか，どう認識しているのか，その見方のことです。ものの見方には，一定のパターンや癖，傾向といったその人ならではの型があるので，インターナル・モデルと呼びます。

　このように，対話とは，口先でペラペラおしゃべりをすることでは決してありません。すなわち，対話とは，新しい関係性を育むことです。そしてコラボレーションとは，十全な関係性の中でチームで仕事をして，目的を探索したり，達成したりすることです。

●肩の力を抜いて雑談から始めよう

　本章では，議論，ディベート，対話を比較していきますが，意外と大切なものが雑談です。私は，今までの人生で，議論や対話や議論やディベートに多くの時間を使ってきました。しかし，圧倒的に膨大な時間は雑談に費やされてきました。筆者にとって，雑談のない人生はあり得ないといってもよいでしょう。雑談とは，与太話であり，とりとめもない話であり，でまかせの馬鹿話，ジョークや冗談が散りばめられた，ある意味でどうしようもない話でもありますが。

　第3章で，ヒトの先祖の類人猿の社交，協力行為の根っこに毛づくろい（グルーミング）があったことを見ました。それが言葉を持つに至ったヒトにも交流や協力の潤滑油のようなものとして受け継がれています。言葉による毛づくろいが雑談であると見立てたいと思います。

　さて，雑談とは，読んで字のごとく雑な談話ですが，雑草のように人間関係のしじまに生えてくる言の葉のようなものです。雑談は，対話モードに入る前のウォーミング・アップであり，潤滑油の

ようなものです。また，リラックスしながら大上段に目的など設定する必要がないため，意外と得るものや相手に与えるものが大きなこともあります。

　廊下で頻繁にすれ違っていても，ほとんど話をしたことがないような人が職場にいませんか。仕事以外の話をしたことがないような人が周りにいませんか。考えてみれば，これは実にもったいないことです。当てはまる場合は，毛づくろいとしての雑談から入ることをお勧めしたいと思います。

　斎藤は，次のように雑談のポイントを整理しています。つまり，雑談は中身のないものだが，場の空気を温め，相手との距離を縮めることができるため，意味がある。雑談に要約や話のオチなどうまく話す必要はない，ダラダラとしていてもよいし，連想ゲームのように，他の話題にコロコロ転換してもよいもの。相手の話に相づちを打つだけでもよい，相手の話の中に質問をつけて返すと，話が広がり，続けやすくなる。雑談はサッと，爽やかに，気持ちよく終わらせたいもの。悪口を笑いに変えるような話し方ならばよい[3]。

　医療機関，ヘルスケアの仕事の大半は，他者から自分にやってくる依頼への対応と，自分から相手に対して行う依頼によって成り立ちます。依頼する，依頼を受ける時に決め手になるのが，相手との親密さです。その相手との親密さを上げる効果的方法が雑談です。

　行動心理学の研究によると，どのような依頼でも，疎遠な人より親密な人の方が，約1.5〜7.0倍依頼が通りやすいということが明

3）斎藤孝：雑談力が上がる話し方—30秒でうちとける会話のルール，ダイヤモンド社，2010.

特徴	効用	コツ
目的がない 結論がない テーマは何でもよい ちょっとしたやりとり ストレス・フリー	楽に話せる 力まなくてよい 話題が広がりやすい 相手との距離が縮む リラックスできる	気軽に始める 行きあたりばったり 目先・口先・手先の話題 あいさつから始める 楽しい雰囲気を持とう

らかになっています[4]。疎遠なのか，親密なのかで，随分と依頼の通りやすさが違うものですが，疎遠な仲から親密な仲へ橋渡ししてくれるものが，インフォーマルなコミュニケーションであり，わけても雑談です。

表1に雑談の特徴，効用，コツをまとめました。本来，雑談とは，効用などは求めず，ただただ楽しむ，暇をつぶす，といった目的のなさから生じるものですが，本書の性格を考慮して，ここではあえて「効用」を入れています。

第2章で紹介した研究でも，「私が所属する，または最も接点があるチームはうまく仕事をこなしていると思う」とする医療専門職は，AITCS-Ⅱ-Jの質問項目（P.44参照）のうち，「9．チーム内では皆が力を出し合って協力している」「11．皆オープンで親切だ」「16．チームメンバーの間には信頼感ができあがっている」という質問に高いスコアを与えています。つまり，良いチームほど，オープンに話し合い，親切で，力を出し合って協力していて，信頼感があるということです。雑談がチームのネットワークの至るところで

4）岡田安代，安藤美保：中国人と日本人の依頼の許容範囲，愛知教育大学教育実践総合センター紀要，Vol.4，P.113～119，2001.

花を咲かせ潤滑油として機能していることをうかがわせます。

また，第2章では，主観的健康感と対人やりとり相互作用不安の関係を見ましたが，主観的健康感が低い人ほど，相互作用不安尺度の質問項目（P.58参照）のうち，「2．私は先生や上司と話をしなければならないと，そのことが負担になる」と「5．私がもし仕事で人と会わなければならないとしたら，そのことがかなり気がかりとなる」の質問に対する答えがネガティブであり，タテヨコの人たちと話をするのがおっくうである傾向が見てとれました。後の節で詳しく検討しますが，そのような人たちは，セルフ・エンパワメントの一環として，徐々に周囲の人々との雑談から入っていくという方法もあるのではないでしょうか。

●日常的な雑談が組織学習を促進させる

雑談は，気のおけない，日常的な，ちょっとしたコミュニケーションです。他人行儀な距離感がなく，ことさらに気を遣ったり気兼ねしたりすることも不要です。したがって，そんなことに何の意味があるのか，という反論もあるでしょう。しかし，組織心理学の研究によって，日常的な雑談が，実は，チームの成果を上げることにつながっているということが明らかになっています。

ポイントは，雑談の中で，「誰が何を知っているのか」「誰が何に関心を持っているのか」ということ（who-knows-what）です。このことを対人交流記憶システムと言います。ちょっとした雑談が，この，対人交流記憶システムを活性化させ，それが，協調行動を活性化させ，ひいてはチームの成果を上げるのです。

つまり，①雑談を含め，日常的によくコミュニケーションを取る

と，②「誰が何を知っているのか」という対人交流記憶システムが共有され，③その結果，コミュニケーションを取らずともあうんの呼吸で連携がとれるようになり（暗黙の協調），④ひいてはチームのパフォーマンスが高まる（チームの成果）という機序が存在します[5]。

そもそも，トランザクティブ・メモリー（Transactive memory：対人交流記憶）とは，社会心理学者のダニエル・ウェグナーが唱えた組織学習に関するアイデアです。組織学習において重要なのは，組織やチーム全体が「同じ知識を記憶すること」ではなく，「組織内で『誰が何を知っているか』をとらえること」である[6]，という考え方です。例えば，仙骨部分の皮膚にできる褥瘡のリスクアセスメントのことだったら，Aさんがよく知っている。ICUの感染症対策のコツだったらBさん。院内のクリニカルラダーの運営については，クリニカルラダーの策定に深くかかわってきたCさん……のように。

10人でつくるチームが，同じ知識を習って共有するのは無理な話で非効率です。むしろ「誰が何を知っているか」ということを，誰もが引き出しやすい状態にしておく方がよいということです。この「誰が何を知っているか」を，職場の人に張り付いた「知の索引」と言ってもよいでしょう。それを分かち合う（シェアする）ことが，

---

5) Nawata, K., Yamaguchi, H., & Aoshima, M.(2020). Team Implicit Coordination Based on Transactive Memory Systems, Team Performance Management：An International Journal, 26, 375-390. DOI:10.1108/TPM-03-2020-0024

6) Wegner, D. M. (1987). Transactive memory：A contemporary analysis of the group mind. In B. Mullen & G. R. Goethals (Eds.), Theories of group behavior (pp.185-208). New York：Springer.

トランザクティブ・メモリー（対人交流記憶）を強化する秘訣です。

　このように，雑談が盛んなチームは，トランザクティブ・メモリーを活性化させることにより，大きな成果を達成することができるのです。そして，トランザクティブ・メモリーがチームのメンバーによってシェアされ，参照される時，記憶は個人のものではなく，チームの「システム」として力を発揮するようになります。トランザクティブ・メモリー・システムは，チームが緊急に大量の情報を処理しなければならないタスクや，多くの異なる知識領域を組み合わせることが必要なタスクにおいて，チームのパフォーマンスを向上させることにつながります。

●議論と対話はこう違う

　議論と対話は，雑談と同じく，言葉のやりとりで成立しますが，その性質は大きく異なります。議論は，どちらかと言うと明確なアジェンダ（議題）を設定してから，具体的な成果を生み出すために行われます。具体的な成果に向かって話し合うので，必然的に成果重視の姿勢で一貫して価値・目標追求的になります。成果を生み出すための方策が適切か否かなど，根拠として事実と数字が多用されることが多いのも特徴です。

　是々非々の議論というのは，また必然的に競争的にもなり，時としてコンフリクト（葛藤）を辞さない厳しさが求められます。企画会議や戦略会議など，ビジネスシーンでよく交わされるのも議論です。

　表2のように，対話の性質は，議論と比べることによって，より鮮明に理解できます。議論は，とかく話すことに力点を置きがちですが，対話では，むしろ聴くこと，つまり傾聴に力点が置かれます。

議論（discussion）	対話（dialogue）
話すことから始める	聴くことから始める
成果重視	プロセス重視
価値・目標追求的	価値・目標探索的
対決的	コラボレーティブ
コンフリクトを生み出しやすい	アイデアを生み出しやすい
事実と数字を重視	直観とビジョンを重視
競争的	共創的

　また，結論，結果，成果を求めるというよりは，むしろプロセスを楽しむことに重点を置きたいものです。これは，議論が価値・目標追求的な性質が強い反面，対話は価値・目標探索的なのです。議論はとかく，対決的な姿勢も辞さない厳しさがありますが，対話は調和的という意味合いでコラボレーティブなものです。議論は事実と数字を重視しますが，対話は直観やビジョンを大切にします。議論は競争的になりやすい性質を持ちますが，対話はどちらかと言えば共創的です。

　むろん，実際のやりとりの中では，どちらか一方のモードで終始するというよりは，混ざり合ってなされることが多いと思います。ポイントは，これらの相違点をよく理解した上で，対話の妙味が活きるようなコミュニケーションを取る，ということです。

● ディベートと対話

　英語圏には，ディベートの伝統がコミュニケーションの中に息づいています。大和言葉を使う日本人には，あまりなじみのないコ

▌表3 ディベートと対話

ディベート（debate）	対話（dialogue）
説得する	学びたい／知りたい
自分の主張が正しいことを明確にする	自分の仮説を確かめたい
相手を説き伏せたい	自分の信念から離れる
論破する	予断から離れて傾聴する
相手が言ったことだけを聞く	行間やニュアンスを読む
相手を言い負かす	相手を尊重する
自分の優位を目指す	イコール・パートナー（対等な相手）

ミュニケーション・スタイルです。ディベートとは，あるテーマに関して，対抗する２組が論理的にオーディエンス（聴衆）を説得するために議論することです。ディベートは議論の一種ですが，単なる議論ではなく，あくまでも，聴衆の支持を対抗する２組のうちのどちらが得られるかを目的とした対決的な議論のことを言います。

　ディベートはある意味，言葉を用いた格闘技のようなものです。聴衆を説得して，自分の主張が正しいことを徹底的に論じ，拮抗する相手側を説き伏せ，論破し，相手を言い負かす。そして，自分の優位を示すことに重点が置かれます。私は，大学院生だった頃，ディベートの授業を取って，それなりに得るものがありました。しかし，人格と発言を峻別することに慣れていない多くの日本人には，ちょっと手に負えないものであると直観しました。

　ともあれ，**表3**のように，対話は，ディベートとは異なり，相手を説得するのではなく，相手から学びたい，相手のことを知りたい，そして相手に自分のことを知ってほしいというナチュラルな情動的

な欲求から始まります。イコール・パートナー（対等な相手）として相手を尊重し，相手を論破するのではなく，予断から離れて相手の言葉を傾聴します。また，自分の主張に固執するのではなく，あくまで対話を通して，自分の仮説を確かめたいという態度が大切となります。このように，言葉の格闘技でもあるディベートとあえて対置すると，対話の性格が浮き彫りとなります。

✦ ミッション：良い質問と対話で存在意義を 肚に落とし込む

　目指すベクトルの方向のことをミッション（mission）と言い，多職種の溝や壁を越えて，医療機関や自分自身が果たすべき使命であり，存在意義です。ミッションと関連する言葉にビジョン（vision）とバリュー（value）があります。ビジョンとは，実現を目指す，将来のありたい姿，あるべき姿のことです。また，バリューとは，組織が究極的にどのようなことに価値を置くのかという価値観であり価値感ですが，組織の運営の基準となるので，価値基準でもあります。ミッションは，ビジョンとバリューを橋渡しして，つなぎとめるもので，明確化されていなければなりません。

　ミッションは，自分たちの存在意義であり，ビジョン実現に向けての原動力ともなるものです（**図8**）。バリュー（価値観・価値基準）については，多くの病院長が何かしらの考え方を抱いていることと思います。ところが，ミッション（使命・存在意義）については，明確でない病院が多いものです。**表4**にミッション，ビジョン，バリューについてまとめました。

▌図8　ミッションの内面化

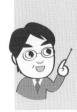

言語化	共感	内面化
ミッションを平易な言葉で表現する。	対話の場でミッションを語り合う。	相互承認して互いのミッションを肚に落とす。

▌表4　ミッション・ビジョン・バリュー

	ミッション	ビジョン	バリュー
組織全体	組織の存在意義	将来のあるべき姿	組織が提供する価値
チーム	なぜ我々のチームは存在するのか？	チームのあるべき姿とは？	チームが提供する価値は何なのか？
個人	なぜ自分はいるのか？	将来の自分はどうありたい？	自分ならではの提供価値は？

　エビデンス・ベースド・メディスン（根拠に基づく医療：EBM）が強調される中で，医療の質や安全レベルが客観的な指標として多用されるようになりました。逆に，患者・利用者の主観や情緒などを含める主観的幸福感などは客観性に乏しいため，ヘルスケアの世界では隅に追いやられていた感がなきにしもあらずです。

　ここで注意したいことは，一言でバリューと言っても，価値には，追求的価値と探索的価値の２つがあるということです。追求的価値は，客観的で明示的です。**表5**に示したように，キュア的な世界観であり，普遍性，一般性，効果，効率，根拠，そして論理を重視します。探索的価値は，主観的で暗黙的です。個別性，特殊性，意味・意義，物語，情念，情緒といったものを重視します。

表5 追求的価値と探索的価値

追求的価値 キュア	探索的価値 ケア
客観的，明示的	主観的，暗黙的
外界，物質圏	内界，精神圏
普遍性，一般性	個別性，特殊性
因果律	共時性
効果，効率	意味・意義
根拠	物語
論理	情緒，情念

　EBMが得意なのは，前者の追求的価値です。逆に，主観的幸福感やウェル・ビーイングといった主観的で暗黙的な探索的価値には切れ味がなく，どちらかと言えば不得意です。

　櫃本は，EBM（根拠に基づいた医療）が強調される中で，私たちは客観性ばかりを重視し，患者さんの主観や情緒などを考慮するということは医療者としてよくないことなのではないか，と思い込んできたことを指摘しています[7]。この指摘は，追求的価値が主流で，探索的価値が隅に追いやられている状況をよく物語っています。

　PDCAサイクルは，EBMに基づいた価値の追求にはよくフィットしますが，残念ながら，価値に思索をめぐらし，定性的に，時には哲学的に思いを馳せることになる価値の探索には，本質的なところでミスマッチを起こします。主観的幸福感は，日々のケアという個

7）櫃本真聿：生活を分断しない医療―医療に「依存」する時代から医療を生活支援として「活用」する時代へ，ライフ出版社，2013.

別の特殊な行為の中で探索し，意味を紡ぎ，意味・意義，物語，情念，情緒に随伴する心的な現象です。その意味で，探索的価値でもあります。

アコモデーション：場をつくり，異見を並立共存させる

協力や提携を進めるにあたって，協力関係が根づき，成長し，雑談や対話の花を咲かせる場づくりが重要です。なぜならば，改善，変化，イノベーションの萌芽は，いずれも人と人との協力関係から生じ，その協力関係が生まれるためには，コミュニケーションの磁場のような場が必要となるからです。

チームメンバーが相互作用を及ぼしつつ，何か価値のあるモノゴトをつくり上げることを価値共創と言います。価値共創の前提となることが共存です。共存とは，異なる個性や生き方をする多様なアクターが一つの場を共有して調和的に存在することです。先に見たように，異なる内部モデルを持つアクターが一時的にせよ，互いの内部モデルの相違を認め合って，並立共存（アコモデーション）することが大切です。

つまり，価値を共創していくためには，雑多な，時には信条や世界観が異なるメンバーを置き留める場が必要不可欠となります。

協力や連携を進める時，数値，論理，ロジック，分析，批判，建前ではなく，感情や情緒をシェアすることが肝要です。なぜか。人は冷徹な数値，論理，ロジック，分析，批判，建前というよりはむしろ，揺れ動く感情の機微を媒介にして共感するものだからです。

実は，通常の学問やビジネスの世界は，心理学や近年の行動経済

学などは別として，感情的側面は切り捨て，数値，論理，ロジック，分析のオンパレードです。これは特に男性のグループに強い傾向です。のっけからこのような話を語ったり聞いたりして，オープンな気持ちになれる人はまずいないため，場づくりにおいてはなるべく避けたいものです。どうしてもしなければならない時は，後述するストーリー・テリングのモードを活用してみてください。物語は，パーソナルで情感的なテーストを与えます。喜怒哀楽の情感を込めて，聞く人の魂を揺さぶることが肝要です。

「おやっ！　こりゃ，すごい！　うわっ，なるほど！」

「それ欲しいな！　もっと話を聞いてみたい！　何か手伝ってあげたい！」

　ゆえに，分析と批判ではなく，肩の力を抜いてリラックスしてみんなで一緒になってポジティブに感じることから始めましょう。読者一人で感じるのではなく，患者や利用者と一緒に感じることが大事です。そういった深い情感の機微から共感は生まれます。

　新しい出来事が起こる時は，素晴らしいアイデアもさることながら，人との出会い，その出会いから醸し出される馥郁たる共感から始まることが多いものです。

●コンセンサス型合意形成とアコモデーション型合意形成

　図9は，コンセンサス型合意形成と，ちょっと聞きなれない言葉ですが，アコモデーション型合意形成を比較したものです。結論から言うと，多様な価値観，多様な専門分野の多様な人材からなるヘルスケアの分野で合意形成する時は，いきなりコンセンサス型を目指すより，むしろアコモデーション型を目指すべきです。

▌図9 合意形成の2つの形

コンセンサス型合意形成	・1つの世界観・価値観に収斂 ・単一のアイデアに絞り込む ・単純な問題の解決
アコモデーション型合意形成	・多様な世界観・価値観の併存 ・複数のアイデアの共立併存 ・こじれた複雑な問題の解決

　コンセンサス型合意形成とは，1つの世界観や価値観にまとめ上げ，収斂させていくやり方です。単一の方策を目指し，かつ解決すべき問題は単純明快な場合がフィットします。ところが，ヘルスケアの世界は，第2章で見たように，複雑な相互作用で成り立ち，そこで生じる問題も，単一の方法論で100％解決できるような代物ではありません。まして，依拠する専門性，技術体系，臨床実践体系，学歴なども千差万別であり，価値観も一様ではありません。そのような一元的でない多様な人々が離合集散してつくり上げるチームで合意形成を行うには，コンセンサス型は実は容易ではありません。否，容易でないことを自覚せず無理をして，コンセンサスに持ち込むと，押し付け，独断，権威主義による強制にもなりかねません。

　アコモデーションとは，通常，ホテルなどの宿泊施設に，出身地，好み，ライフスタイル，旅の目的が異なる多様な旅人を一時的に泊まらせ，収容するということを意味します。転じて，アコモデーション型合意形成とは，異なる世界観，価値観，意見，主張を持つ多様な人々に対して，誰かの言うとおりにさせるのではなく，多様性を尊重して，一時的に異なる世界観，価値観，意見，主張などを

共立併存させるという合意形成です。**図9**に示すように，多様な世界観，価値観を併存させつつ，複数の考え方を共立併存させるという手法です。こじれた複雑な問題解決を目指す際に，複数の専門家のアプローチを糾合し，チーム全体のパワーを引き出す，つまりエンパワーするために，世界中の多くの多職種連携やチーム医療で盛んに用いられています。変化の方法論としても，アコモデーション型合意形成は重要です。

議論やディベートは，どちらからかというと，明確な根拠を挙げて，自分の主張の正しいことを自己主張するという行き方を用います。しかし，アコモデーション型合意形成は，そうではなく，互いをイコール・パートナーとして尊重し合う対話にマッチします。

コラボレーション：関係性とタスクで価値を共創する

人と人との関係性は，何もないところからは生まれません。血縁，地縁，職縁などの関係性が全くなく，対話どころか，雑談する機会さえもない人のことを「赤の他人」と言います。社会を構成する人間が全員，赤の他人同士ということはあり得ません。それでは社会は成立しません。

全く知らなかった者同士が，何らかのご縁をいただいて，だんだんと信頼関係を取り結ぶようになります。この信頼関係の取り結び方は，文化によって微妙に異なります。一緒に食事をしたり，語り合い，じっくり時間を共有したりすることに重きを置き，信頼関係をつくり上げようとする文化もあります。かたや，じっくり時間を

共有するというよりは，具体的なタスク（作業，仕事）を設定して，その中でやりとりして，結果として信頼関係が出来上がる，という文化もあります。

　文化（カルチャー）は，国，地域にも存在すれば，組織文化や企業文化というように，組織や会社の中にも独特な文化が存在します。人は国，地域，組織，企業の影響を受ける存在なので，文化はもちろん人の認知や行動に影響を与えます。エリン・メイヤーによると，信頼関係づくりに重きを置く文化がある国として，中国，日本，ロシアなどがあります。逆に，タスクを中心にして関係づくりに重きを置く文化によって駆動されている国として，アメリカ，カナダ，デンマーク，オランダなどが含まれます。

　タスクベースの信頼は，ビジネスに関連した活動によって築かれます。信頼関係は，この仕事に関連するタスク次第なので，タスクが完了すれば，いったん関係性も終わり，また新しいタスクが発生すれば，そこで関係性が発生します。要は，短期間にできたり消えたり，くっついたり離れたりするものです。

　「アメリカ，イギリス，オーストラリアのようなタスクベースの社会では，関係は機能性や実用性によって形づくられる。あるネットワークへの出入りは比較的容易で，もしビジネス上の関係がどちらかにとって満足のゆかないものであった場合は，単にその関係の扉を閉ざして次へ移ればいいのである」[8]。

8）Meyer, E.（2014）. The Culture Map : Breaking Through the Invisible Boundaries of Global Business.（エリン・メイヤー著，田岡恵監訳，樋口武志訳：異文化理解力―相手と自分の真意がわかるビジネスパーソン必須の教養，英治出版，2015.）

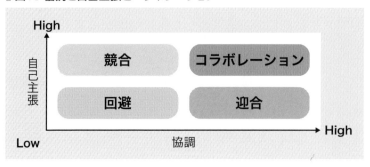

■ 図10 協調と自己主張とコラボレーション

その一方で，関係ベースを重視する文化では，信頼関係は一緒に食事をしたり酒を飲んだり，多くの時間を共にすることを大切にします。このような関係が十分構築されて，初めて仕事上の良い関係を期待する，という具合です。ちなみに筆者は，英語圏の国々や中国，アフリカの文化圏でも多くの込み入った仕事をしてきましたが，これらの「違い」に敏感になり，うまく対応することが国際ビジネスや国際共同研究を進めるコツだと思います。

第3章では，協力と共に回避，攻撃（競合），迎合といった心理的反応傾向は，ヒトが進化のプロセスの中で身につけてきたものであることを見ました（P.144参照）。現代人の中には，これらの反応傾向が同居しています。さて**図10**は，横軸に協調を，縦軸に自己主張を配置しています。自己主張も弱く，他者にも協調しない姿勢を回避と言います。そのような人は，逃げてばかりいるので，よい仕事はできません。また，激しく一方的に自己主張するばかりで，相手や周囲と協調できないパターンを競合と言います。このような競合的な人たちは，葛藤状況で自己抑制が利かなくなるとキレやすくなり，他者に対して攻撃的な挙動をとることがあるので要注意で

す。そして，自己主張することなく，周囲に合わせてばかりいる姿勢を迎合と言います。同調圧力に身を任せ，意見や異見を言わずに多数派に従うという意味では，多くの組織に属する人々が無意識的に選択しているパターンでもあります。コラボレーションは協調の上に成立します。そして協調は，自己主張もしっかり行い，かつ相手や周囲の主張も傾聴し聞き入れる，という姿勢から始まります。

エンパワメント：ハートに届き心に刺さる承認と意味づけをする

　力は地位やポジションに張りつくものだ，ということを前提にすると，エンパワメントは味もそっけもない「権限委譲」となってしまいます。エンパワメントは，決して権限委譲だけを意味するものではなく，ここでは，首尾一貫感覚を増すための力であると押さえておきましょう[*2]。首尾一貫感覚とは，把握可能感，処理可能感，有意味感の3つの自己認識感覚から成り立ちます。

　把握可能感とは，自分の置かれている状況や今後の展開を把握できると感じること，「おおむね分かった」という感覚です。処理可能感とは，自分に降りかかるストレスや障害にも対処できると感じること，「タスクや一まとまりの仕事に対して，何とかなる，何とかやれそう」という感覚です。有意味感とは，自分の人生や自身に起こることには意味があると感じること，「自分の存在には意味が

---

*2　もとよりエンパワメントは，論者によって多様な概念やアプローチがあるが，学術的には，1970年代にアメリカ人の医療社会学者であるアーロン・アントノフスキー博士（1923～1994）が提唱した概念に淵源する。

ある」という感覚です。互いが，このような感覚を増し合うような接し方をし，互いのハートに届き，心に刺さる承認と意味づけをすることによりエンパワメントが行われます。

エンパワメントは，リーダーにとって，多職種連携を進める時に有効なアプローチです。例えば，リーダーは，チームメンバーが，患者や利用者が協働的リーダーになれるようにサポートしているか，を評価することが大事です。ポイントは，患者や利用者を，単なる患者や利用者ではなく，ケアの価値共創的なリーダー，協働的リーダーとして積極的に位置づけているか，ということです。

現場で深刻な問題やこじれた問題が起こった時などは，チームメンバーは，リーダーに率先して問題解決の矢面に立ってほしいと切に望むものです。そのような時に，チームメンバーは求められれば，率先してチームをリードしているでしょうか。

良いチームは，役割として固定されたリーダーがいなくても，チームメンバーが互いを補完し合い，チームを効果的にリードできるようにしています。状況に応じて，誰もが代わる代わる臨機応変にリーダー役を果たせるようなスタイルをシェアード・リーダーシップと言います。

図11は，エンパワメントの機序を簡単に示したものです。どのようなエンパワメントも，特定の機会や制約条件の中で行われます。換言すると，残念ながらエンパワメントには，金科玉条や万能の妙薬はないということです。機会の中にチャンスを見つけ，さまざまな制約条件，例えば，人，もの，カネなどが十分にない中で，相手の態度や行動に働きかけ，行動変容を起こしていくということです。

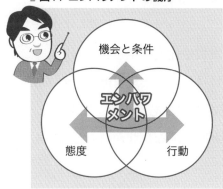

図11 エンパワメントの機序

機会と条件

エンパワ
メント

態度　　　　行動

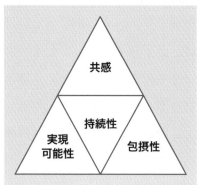

図12 チームエンパワメントの4条件

共感

持続性

実現
可能性　　　　包摂性

●上っ面ではなく心に刺さるエンパワメントとは

　とはいえ，むやみやたらに相手の態度や行動を変化させるといっても，何のきっかけ（フック）もなく変化させることはしょせん無理なことでしょう。ここでは，チーム全体に対するエンパワメントのコツを考えてみましょう。チームリーダーやチームのメンバーが新しい提案をしてチームメンバーに受け入れてもらい，新しいアイデアや方策を実行させる時のコツと言ってもよいでしょう（**図12**）。

　まず第1に，共感を得ることが本質的に重要です。「あの人の言うことだから，疑わしい」「本当はやる気がなく，見せかけの提案じゃないのか」というような疑念が生じるところに共感は生まれません。「負担ばかりが増えて，仕事がきつくなりそうだ」「あまりにも突飛なアイデアなので，他のチームメンバーから浮いてしまう」というような不安が強くなっても難しいでしょう。新しいアイデアや方策を実行することで，メンバーのやりがいが刺激され，成長感も醸成される，そのような期待感が共感に結びつきます。

第2に，その新しいアイデアや提案が実現可能性があるか否かが重要です。いくら素晴らしいアイデアであっても，絵に描いた餅では，話半分で終わってしまいます。実現や達成に至るまでのステップや工程表を具現化して，フィージビリティ（実現可能性）のあるプランを提案したいものです。実現可能性のあるプランであれば，人は理解を示しますが，不可能な計画には，なかなか賛成しないものです。

　第3に，そのアイデアや方策が現行の制約条件下で持続可能かどうか，です。前節でも言及しましたが，現実的なアイデアほど，制約条件と緻密にすり合わせがなされているものです。机上の空論では説得力がありません。

　第4に，すべてのメンバーに対して明確な役割と目的を付与し，全員を包み込むことができるか，です。これを包摂性と言います。新たなプランを実行する際に，特定の役割から外れるメンバーが出る場合，あつれきや葛藤を生むリスクを発生させます。できるだけ，すべてのメンバーを包み込んで，全員で対応できるようにしたいものです。

●エンパワメントをスパン拡張して，コレクティブ・インパクトへ

　エンパワメントの対象は，通常自分以外の相手を指す場合が多いものです。しかし私は，エンパワメントの対象は自分自身から始まると長年提言してきました。なぜか。自分を鼓舞できないような人間は，決して他者をエンパワーできないからです。

　図13に示すように，エンパワメントの対象は，まず，自分自身をエンパワーするセルフ・エンパワメントから始まります。次に，

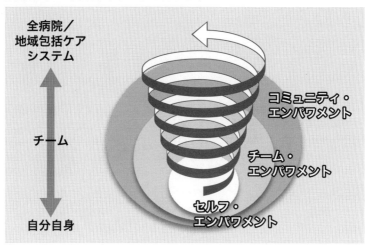

■ 図13 スパイラルアップ・エンパワメント

全病院／
地域包括ケア
システム

チーム

自分自身

コミュニティ・
エンパワメント

チーム・
エンパワメント

セルフ・
エンパワメント

他者を含むチームへと拡張されます。チーム全体をエンパワーする
ことを，チーム・エンパワメントと呼びます。そして，チームを越
えて，あるいはいくつかのチームを含む，さまざまな規模のコミュ
ニティへと拡張されていきます。これがコミュニティ・エンパワメ
ントです。また，エンパワメントは，らせん状にスパイラルアップ
して，自分に始まり，チームとなり，やがてコミュニティへと拡張し
ていきます。これをスパイラルアップ・エンパワメントと言います。

　当事者一人ひとりの思いを活かしながら，まさに「共感に基づく
自己実現」を育む仲間と場所，換言すれば，コミュニティをつくり
上げるのが，コミュニティ・エンパワメントです。モノゴトを感じ
たり生み出したりする共感をメンバー同士で相互承認して，相乗的
に増幅するのです。多くの対話の機会や意味のある時間をシェアし
て，価値を共創し，メンバーが心地よさはおろか，自己実現の機会
を与えることでより大きなパワーを発揮します。

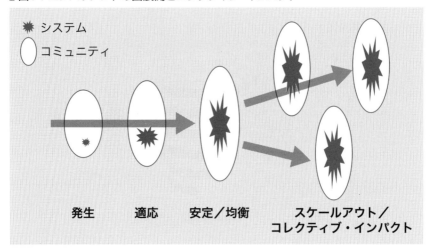

▌図14 エンパワメントの面展開とコレクティブ・インパクト

* システム
* コミュニティ

発生　　　適応　　　安定／均衡　　スケールアウト／
　　　　　　　　　　　　　　　　　　コレクティブ・インパクト

　効果的なコミュニティ・エンパワメントを行うためには，異なる
セクターの多様なインフルエンサーやチェンジメーカーがコレク
ティブ・インパクト（集合的な影響力）を行使することが重要です。
コレクティブ・インパクトとは，異なるセクターから集まった重要
なプレーヤーたちのグループが，特定の社会課題の解決のために，
共通のアジェンダに対して行うコミットメント[9] です。

　図14は，エンパワメントの面展開について示したものです。変
革者は，あるコミュニティの中でアイデアを着想して，小さいなが
らも新しいシステムをつくります。これを発生と言います。変革者
がつくったシステムは，だんだんと，時には急速にコミュニティに
適応して，そのコミュニティ内で，そのシステムを採用することが

9）Kania, K., & Kramer. M., (2011). Collective Impact. Stanford Social Innovation Review
　9, no. 1（Winter 2011）: 36-41.（ジョン・カニア，マーク・クラマー：コレクティ
　ブ・インパクト，SSIR Japn編：これからの社会の変え方を探しにいこう，P.168 ～
　178，英治出版，2021.）

拡大していきます。そして，当該コミュニティでそのシステムの存在がデファクトスタンダード（事実上の標準）になり，安定的に使用されるようになって一般化していきます。この段階のことを安定／均衡と言います。

　もちろん，この段階にまで達することなく，しぼんでしまうこともありますが，多くのコミュニティ・エンパワメントの成功事例を分析してみると，安定／均衡の段階から，他地域へと面展開する場合があります。エンパワメントを面展開させて，より広い範囲にエンパワメントを及ぼすことをエンパワメント・スケールアウトと言います。そのような事例には，前述したコレクティブ・インパクトを強力に推進する強い多職種連携チームの存在があります。

MACEスパイラルを回して 上昇気流を巻き上げる

　ミッション，アコモデーション，コラボレーション，そしてエンパワメントは，チームの中に定着し動きはじめると，らせんを描くように上昇気流を形づくります。それと同時にチームワークの成果がしだいに大きなものとなっていきます（**図15**）。

　そのためには，チームの中に豊かな協力関係を涵養することが大切です。関係性の基礎がないところには，役割分担もタスクもうまく機能しません。まずは，ソフトな会話，つまり雑談から入りましょう。関係性づくりという目的を特段意識することなく，雑談を楽しんでいれば，関係性が自然と創発してくるのです。

■図15 MACEスパイラル

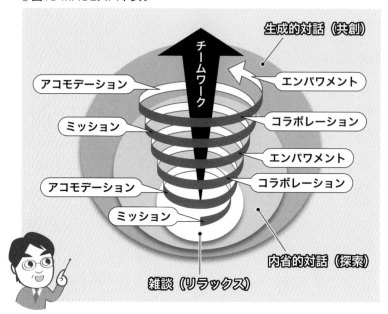

生成的対話（共創）

チームワーク

アコモデーション

エンパワメント

ミッション

コラボレーション

エンパワメント

アコモデーション

コラボレーション

ミッション

内省的対話（探索）

雑談（リラックス）

　いきなり改まった対話はできるものではありません。雑談の中に，当事者同士の共通の関心，興味，キラリと光るアイデアを見つけたり，思わぬ人を紹介してもらったり，予期しなかった機会が転がっていたりするものです。雑談とは，そうしたものをもたらしてくれる関係性からのプレゼントのようなものです。

　このような雑談を繰り返していると，タスクも順調に進むようになります。それと同時に，しだいに雑談の節々に，内省的な対話の端緒が現れてくるようになります。内省的なやりとりは，探索の機会をもたらしてくれます。

　内省とは，自分の心の中を見つめ，何をどう思い，どう感じたか，どう考え，どう行動したかについて，改めて振り返り，沈思黙考することです。改めて深く振り返ることなので，リフレクションとも

言います。現実に起こったことを，一歩自分から離れて振り返り，そこからうかがえる自分自身を見つめることにより自分自身と向き合い，自分の考えや行動を振り返り，洞察を与えて，さらに気づき（アウェアネス）をそこはかとなく得ます。

　これを個人単位にとどめるのではなくチームの中でも行うには，ちょっとしたコツがあります。それは，チーム内の他者を自分自身の姿を映し出す「鏡」に見立てることです。鏡に映った自分の姿（他者）は，思わぬヒントや気づきをもたらしてくれるものです。

　他者という鏡の中の自分に問いかけながら，自分が目指していることを探してみる。自分が望んでいること，自分に望まれていることについて把握する。どうしたら鏡の向こうの他者に貢献できるのか。どうしたら自分も成長し，チームも成長することができるのか。そういったことを，チーム内で集団的にリフレクションしていきます。

　ミッション，アコモデーション，コラボレーション，そしてエンパワメントを繰り返していくと，やがて対話は，生成的なモードに入っていきます。生成的なモードでは，チームの中で次のような問いから対話がなされます。

「この経験の意味は何なのか」

「この経験からどのようなことを学んだか」

「学んだことをどう活かしていくのか」

「失敗してもトライしてよかったことは何か」

「今，ここから，どういう未来をつくりたいのか」

　生成的なモードの対話は，未来を切り開く扉のようなものです。

また，この種の対話に身を置くと，お互いを深く分かり合えるように
なり，より深い内面の共有が可能となります。

コラボレーティブ・リーダーシップは MACEスパイラルを上昇させる

　この節では，再びコラボレーティブ・リーダーシップについて考
えていきましょう。第2章では，計量心理学の手法を使ってコラボ
レーティブ・リーダーシップの働きを可視化しました。その結果分
かったことは，コラボレーティブ・リーダーシップは，多職種連携
においても組織学習においても重要な機能を果たすということで
した。

　リーダーシップといっても，大上段に構える必要はありません。
半径3mくらいの範囲で，他者の語ることに，心を清ませて耳を傾
け，小さな力でもよいので他者を支え，元気づける。このような行
いから始めればよいと思います。コラボレーティブ・リーダーシッ
プは，特定の偉い人，地位の高い人，高貴な人のためのリーダー
シップ論ではありません。みんなのためのリーダーシップです。

　ここで，もう一度第2章で扱った実証的な研究の結果，明らかに
なったことをおさらいします。

・コラボレーティブ・リーダーシップの相互尊重と支え合いとエン
　パワメントが，多職種連携にはポジティブに効く。
・コラボレーティブ・リーダーシップの相互尊重と支え合いとエン
　パワメントという性質が，組織学習にポジティブに効く。

　責任の共有というよりは，むしろ，相互尊重と支え合いとエンパワメントが多職種連携と組織学習に影響を与えているということは，相互尊重と支え合いとエンパワメントがいかに本質的に重要なのかを，私たちに問いかけます。

　実は，相互尊重と支え合いとエンパワメントを抽象的に頭で理解するのではなく，具体的に行動化すると，相互承認し，対話を紡ぐというアクションになります。

　コラボレーティブなリーダーは，相互承認と対話によって，チーム全体としての組織的な学習を出現させます。組織学習によって，メンバーの目から鱗が落ちるように，何かに気づくこともあれば，仕事のコツや勘所をつかみ，日々の仕事のルーティンが大きく変化することもあります。

　コラボレーティブ・リーダーシップは，対話と相互承認の場を，多職種連携や組織学習の中に創造し，ミッション，アコモデーション，コラボレーション，エンパワメントのスパイラルを上昇させます（**図16**）。

　規模が大きな組織における組織的リーダーと，組織よりは規模が格段に小さいチームにおけるチーム的リーダーの機能は異なります。組織的リーダーはヒエラルキー（階層性）を前提とし，①階層的な指示命令によるタスク管理，②権限の集中，③資源へのアクセス制限に依拠します。一方，チーム的リーダーは，階層性ではなく，①自立・自律的なタスク管理，②権限の自律的分散，③知的資源へのフリーアクセスを前提とします。

　シンプルに言うと，強固な階層によって成り立つ組織のリーダー

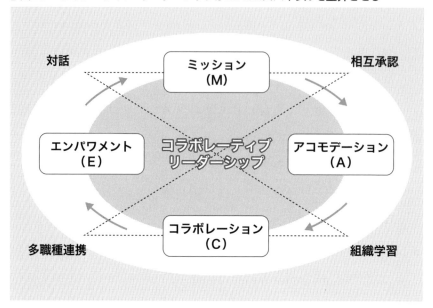

に要請されるリーダーシップのスタイルは，ヒエラルキー・リーダーシップです。それとは対照的に，階層性が薄いフラットなチーム的リーダーに求められるのが，コラボレーティブ・リーダーシップです。コラボレーティブ・リーダーシップとは，メンバー同士が相互に尊重し，支え合い，責任を共有して，リーダーはメンバーをエンパワメントするというスタイルのリーダーシップです。

　ヘルスケアの世界でも，特に医療機関がタコツボ積み上げ型のヒエラルキー組織から自律分散ネットワーク組織への転換が進むと，必然的にヒエラルキー・リーダーシップよりチーム的リーダー，そして，コラボレーティブ・リーダーシップが求められるようになります。

多職種連携の上級リーダー用コースとは？

　多職種連携やチーム医療のリーダーを開発する責任者向けのプログラムを紹介します。元来，医療機関の専門職は異なる教育体系で専門教育を受け，異なる職業規範，サブカルチャーに属しています。一病院に雇用されているとはいえ，細分化された専門領域のため行動様式は一様ではありません。また，臨床現場は多忙であり，多職種が一堂に会し，日々の多職種連携のタスクではない構造的な問題や課題を徹底的に議論するという場は，極めて限られています。

　また，組織行動，モチベーション，シェアード・リーダーシップ，コラボレーティブ・リーダーシップ，葛藤マネジメント，イノベーション論，組織学習，継続的質管理，セーフティ・マネジメント，倫理，グループダイナミクス，システム・サイエンス，心理的安全性，組織開発を含むヘルスケア・マネジメント・サイエンスと，それらの現場での応用，方法論については，専門職の育成過程や継続教育の中で体系的に扱われることは，まずありません。

　実は，これらの多職種連携をサポートするマネジメント系の知の体系と方法論は，多職種連携協働やチーム医療を推進する際の，必須のリベラルアーツ体系のようなものです。しかし，臨床現場の専門職には，これらのマネジメント系の知に対するアクセスが残念ながら極めて限られてきました。細分化され，狭隘な専門的技術，専門的知識だけで，多職種連携協働を進めるのは，素手で戦場に立つようなものです。したがって，筆者はこれらのディシプリン（学術

▍図17 MACEサイクルとヘルスケア・マネジメント・サイエンス

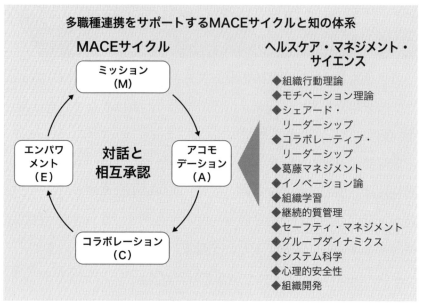

多職種連携をサポートするMACEサイクルと知の体系

MACEサイクル　　　　　　**ヘルスケア・マネジメント・
サイエンス**

MACEサイクル図：
- ミッション（M）
- アコモデーション（A）
- コラボレーション（C）
- エンパワメント（E）
- 中央：対話と相互承認

ヘルスケア・マネジメント・サイエンス：
- ◆組織行動理論
- ◆モチベーション理論
- ◆シェアード・リーダーシップ
- ◆コラボレーティブ・リーダーシップ
- ◆葛藤マネジメント
- ◆イノベーション論
- ◆組織学習
- ◆継続的質管理
- ◆セーフティ・マネジメント
- ◆グループダイナミクス
- ◆システム科学
- ◆心理的安全性
- ◆組織開発

松下博宣：現場の悩みから出発する多職種連携のニュートレンド〜悩みと実態を可視化して問題を解決する，地域連携 入退院と在宅支援，Vol.14，No.4，P.7，2021.

的な知のシステム）を簡素に分かりやすくパッケージングしたコンテンツを開発しました。

　多職種連携上級リーダーコースは，次のようなプログラムです。①ヘルスケア・マネジメント・サイエンスの基本を集中的，選択的に共有し，②対話と相互承認の場をつくり，③多職種連携協働に関する課題，問題を可視化されたデータに基づき議論，分析し，④アクションプランを立案し，⑤多職種連携協働の場で実行します。

　図17のヘルスケア・マネジメント・サイエンスを構成するディシプリンは多岐にわたります。ヘルスケア・マネジメントは学際的な応用科学であり，組織行動理論を基軸にして，**表6**のような内容となります。

■ 表6 多職種連携に関係するディシプリンの概要

ディシプリン	概要
モチベーション理論	個人が生み出す成果や効果に影響を及ぼす行動の基部に横たわる動因。自己実現欲求，期待理論，外発的報酬，内発的報酬など
シェアード・リーダーシップ	知識創造の様態，リーダー役割の流動性に注目したリーダーシップ論。すべての人々が状況に応じてリーダー役割を得る状況創造
コラボレーティブ・リーダーシップ	価値共創性に注目したリーダーシップ論。協力的・協働的な関係性を涵養するためのリーダーシップ論
葛藤マネジメント	価値共創に至る対人状況のマネジメント。葛藤状況のアセスメントと葛藤の類型化，介入の方法論。取り引きコスト，機会主義の視点
イノベーション論	イノベーション創発機序から普及までのプロセスを考究。発着想，プロトタイプづくり，変革，社会的インパクト評価
組織学習	個人を越えて，組織内，組織間で行われる情報・知識の獲得，分配，解釈，統合，記憶などのプロセス，暗黙知と形式知の相互作用を考究
継続的質管理	サービス効用への適合状態を可能たらしめる組織マネジメント。構造，プロセス，成果の各側面に介入する手法研究
セーフティ・マネジメント	安全，安心を含む医療サービスの質，価値を継続的に向上させるための介入およびシステムを考究
医療倫理	自律尊重原則，善行原則，正義原則などの規範と現実との乖離によって生じるジレンマ状況と対応方法を検討する
グループダイナミクス	チーム／グループ規範，凝集性，情報・知識創造，合意形成，行動，意思決定などを考究
システム科学	医療サービスと健康をめぐるマクロ，メゾ，ミクロ的諸要素とそれらの複雑で相互的な関係性を考究。特にソフトシステムズ方法論に力点
心理的安全性	組織における不安，恐怖，リスク状況と組織構成員の行動，学習，変化対応などとの関係を考究
組織開発	人と人との関係性や相互作用，システムに介入し，組織を変化させていく方法論

松下博宣：現場の悩みから出発する多職種連携のニュートレンド～悩みと実態を可視化して問題を解決する，地域連携 入退院と在宅支援，Vol.14，No.4，P.7，2021.

表7 問題とディシプリンの関係

	モチベーション理論	シェアード・リーダーシップ	コラボレーティブ・リーダーシップ	葛藤マネジメント	イノベーション論	組織学習	継続的質管理	セーフティ・マネジメント	医療倫理	グループダイナミクス	システム科学	心理的安全性	組織開発
威圧的な態度・言動	●			●	●					●		●	
情報非活用		●	●		●	●	●				●		●
看護師と薬剤師の役割認識不一致		●	●		●					●			●
実のないカンファレンス	●	●		●						●			
忖度と保身				●					●	●		●	
人材不足に対処できない経営方針	●									●		●	
率直な意思表明, 傾聴の不足	●			●				●		●		●	
利己主義	●				●					●			
多忙な仕事					●	●					●		
パワーハラスメント	●			●						●			

松下博宣：現場の悩みから出発する多職種連携のニュートレンド〜悩みと実態を可視化して問題を解決する，地域連携 入退院と在宅支援，Vol.14，No.4，P.8，2021.

　多職種連携協働を阻む組織風土に潜んでいる阻害要因を縦軸に配置して，ヘルスケア・マネジメント・サイエンスの主要アプローチを横軸に配置するマトリクスをつくります。このマトリクスを用いて，それぞれの阻害要因に対して，どのようなアプローチが有効なのかを，プログラムの中で参加者がグループワークを行います。その結果の一つを**表7**に示します。

　このように，多職種連携上級リーダーコースは，個別の医療機関ならではの個別のニーズ，つまり多職種連携を阻む阻害要因に基づいて，テーラーメードでプログラムをつくり実施することが大切です。

　例えば，「威圧的な態度・言動」という阻害要因については，モチベーション理論，葛藤マネジメント，組織学習，倫理，心理的安全性といった多面的なアングルから議論することが解決に導くこととなります。また，「率直な意見表明，傾聴の不足」という阻害要因に対しては，モチベーション理論，コラボレーティブ・リーダーシップ，葛藤マネジメント，イノベーション論，組織学習，セーフティ・マネジメント，心理的安全性，組織開発というディシプリンに属する諸理論をベースに問題解決を試みることとなります。

　ポイントは，あくまで，ワークショップの参加者が主人公であり，講師である筆者は，議論のファシリテーター役にとどまり，MACEサイクルを回しながら，解決策を目的に応じて探索して，コラボレーションの契機，そして行動変容の触媒に徹することです。

　しかし，注意すべきことがあります。臨床現場の問題を見たいように見てしまうこと，つまり，研究者の専門分野のレンズで問題をとらえてしまうことです。要素還元的ではなく，ホリスティックにアプローチすることが肝要です。

多職種連携の奥義：
実践と学問のアプローチ[10)]

　多職種連携は，まず，職種内連携と多職種連携に大別されます。

ヘルスケアの現場では，多職種連携やチーム医療が声高に叫ばれてはいるものの，職種内連携が不十分なことも多々あるので，いきなり多職種連携にジャンプするのではなく，まずは足元の職種内連携から地道に進めるべきでしょう。

ヘルスケアにおいては，医学や薬学はともかく，諸事情により社会的地位が相対的に低かった時代には，それぞれの専門職課程が専修・各種学校や短期大学などで教えられていましたが，近年は4年制大学に移行してきています。大学は専修・各種学校と異なり，研究を通して学問を研鑽する場なので，臨床の連携のあり方が，学問のあり方と相互に連動するという構造を持っています。

図18は，実践の場（臨床現場など）での実践のアプローチと，学問の場（大学，研究機関など）での学問のアプローチを表現したものです。ネットワークは，連絡，交流，連携，統合というように，発展ないしは進化するものです。

実践のアプローチでは，臨床現場の専門家が中心となり，学問のアプローチでは研究者が中心となります。

図18の左側に示したように，実践のアプローチでは，イントラプロフェッショナル・コラボレーション（内部モード）から，マルチプロフェッショナル・コラボレーション（連絡モード）へ，そして，クロスプロフェショナル・コラボレーション（交流モード）へ，

10）松下博宣：多職種連携とシステム科学—異界越境のすすめ，日本医療企画，2020.の内容を改変
11）松下博宣：現場の悩みから出発する多職種連携のニュートレンド〜悩みと実態を可視化して問題を解決する，地域連携 入退院と在宅支援，Vol.14，No.4，P.2〜8，2021.
12）Rouseseau et al.（2018）. General Systemology, Springer Nature. P.53.

▌図18 多職種連携のバリエーション

	モード	実践のアプローチ	専門／学問分野　　対象	学問のアプローチ
職種内連携	内部	イントラプロフェッショナル・コラボレーション Intra-professional Collaboration		イントラ・ディシプリナリー 同一の学問体系が共同で研究を行う
多職種連携	連絡	マルチプロフェッショナル・コラボレーション Multi-professional Collaboration		マルチ・ディシプリナリー 複数の学問体系が連絡し共同で研究を行う
	交流	クロスプロフェッショナル・コラボレーション Cross-professional Collaboration		クロス・ディシプリナリー 複数の学問が交流し新たな知が生じる
	連携	インタープロフェッショナル・コラボレーション Inter-professional Collaboration		インター・ディシプリナリー 複数の学問体系の共同作業により，新たな知を共有する
	統合	トランスプロフェッショナル・コラボレーション Trans-professional Collaboration		トランス・ディシプリナリー 既存の学問体系の枠組みを壊し，新しい知，学問体系を創造する

Dは学問／科学領域を示す。D＊は新しい領域の発生を示す。

Rouseseau et al.（2018）. General Systemology, Springer Nature. P.53.を参考に筆者作成

　そして，インタープロフェッショナル・コラボレーション（連携モード）へ，さらに，トランスプロフェッショナル・コラボレーション（統合モード）へと変化していきます。

　学問のアプローチ（つまりディシプリン）は，実践・臨床の場と共鳴や共創しつつ，発展していきます。筆者の見立てでは，実践のアプローチも，学問のアプローチも，**図18**の中ほどに図示したように，本質は同型です。

つまり，学問のアプローチは，**図18**の右側に示したように，イントラ・ディシプリナリー（内部モード）とは，同じ専門分野の研究者が共同研究する場合です。マルチ・ディスプリナリー（連絡モード）は，いくつかの異なる分野の研究者が，連絡を取り合って，共同で研究するチームです。クロス・ディシプリナリー（交流モード）という研究モードでは，分野をクロスして交流しつつ，新たな知を創造していくチームです。そして，インター・ディシプリナリー（連携モード）な研究とは，交流からさらに先に進んで，緊密に連携して，その前の段階のチームではなかったような画期的な発見や理論構築などを行う学術チームです。さらに，その先にはトランス・ディシプリナリー（統合モード）があります。統合モードでは，既存の学問にとらわれないような，全く新しい学問体系の構築を目指すチームです。

　第3章で見たように，異質なモノゴト，異質な情報や知識が交わり，新しい組み合わせや，新しい結合が頻繁に創発するようなチームの方が，イノベーション向きです。つまり，内部から，連絡へ，連絡から交流へ，交流から連携へ，連携から統合へとモードが深まれば，深まるほど，イノベーションの創発にとって有利に働きます。また，モードが進化する（つまり，**図18**のモードが下の方向にシフトする）につれて，MACEスパイラルも高まっていきます。

行動変容のための秘訣

　ここでは，医療機関全体を視野に入れて，多職種連携をてこにして，全体的な組織行動を変化させるためのアプローチについて深堀りしていきましょう。

　図19に示すように，まず第1に重要なのは，トップによるコミットメントです。これを，トップの強靱な思い入れと言ってもよいで

▌**図19 行動変容のためのカギ**

トップによるコミットメント
・トップは多職種連携協働（チーム医療）の必要性と改革のビジョンを自分の言葉で全組織に伝える
・各職種の代表者，若手を集め多職種連携改革プロジェクトをスタートさせる
・定期的に改革プロジェクトの進捗状況をモニタリングする

ベストプラクティスの発掘
・望ましい改善事例は何か？
・どのような創意工夫があるのか？
・見るべき成果は何か？

チーム/職場での行動変容
・対話と承認の定着化
・ミッション，アコモデーション，エンパワメント，コラボレーションのスパイラルアップ
・絶えざる承認と意味づけ

ベストプラクティスの可視化とオープン化
・改善のポイントを可視化する
・創意工夫のポイントを可視化する
・他のチームが適応できるようにする

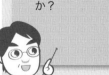

システムと仕組みの導入
・多職種連携協働サーベイ結果の全病院レベルでの共有
・院内イントラネット上にベストプラクティス事例を公開する
・ソフト・システムズ・アプローチ，MACEサイクルなどのシステム導入

しょう。病院長は，多職種連携協働の必要性と改革のビジョンを自分の言葉で全組織に伝えます。診療報酬で加点がある／ないといったテクニカルなことよりも，本書で述べてきた，相互承認や対話といったハートに響くことを中心に，話すのではなく，語ってください。

　第2に，各職種の問題意識を抱く代表者や知的足腰が強い若手を集め，多職種連携改革プロジェクトをスタートさせます。本書の前半で紹介，検討したような可視化ツールを使って，まずは現状をとらえて，関係者で共有することから始めましょう。大切なことは，ワークショップを開いたら，必ずアクションプランをグループワークなどで考えてもらい，実際の行動につなげていくことです。

　半年くらいしてから，アクションプランを振り返って，うまくいった改善事例を集めます。それらの中でも，成果が顕著なものをベストプラクティスとしてスポットライトを浴びせます。「どのような顕著な成果が生まれたのか？」「どのように仕事のプロセスが変化したのか？」「どのように関係者は学んだのか？」これら3つのキー・クエスチョンが大切です。ぜひスポットライトを浴びせることによって，承認欲求を満たすようにしてください。ベストプラクティスは，院内公開の場で大々的に発表してもらう，あるいは，発表風景をビデオで放映したり，院内報で大々的に取り上げるのもよいでしょう。

　第3に重要となることは，ベストプラクティスの可視化とオープン化です。改善のポイントと創意工夫のポイントを可視化して，さらに他のチームが真似しやすいようにしてください。第3章では，

ヒトの特徴として「まねる」ことの進化論的重要性を確認しましたが，「まなび」は，「まねび」から生じます。他者の真似をすることは組織学習やコラボレーションの，素朴ながらも重要な第一歩です。

　第4に大切なことは，これらのことを一過性のイベントで終わらせることなく，継続的に続けることです。私のクライアント（共同研究病院）は，本書で紹介した可視化ツールを3年以上にわたってご利用いただいています。その結果を，包み隠さず，全従業員にオープンにして，ワークショップを開催して，対話，相互承認の輪を広げていくことが本質的に重要です。

　図19の真ん中には，「チーム／職場での行動変容」と記してあります。ポイントは，MACEサイクル，そしてMACEスパイラルを回転させることです。以上の4つを着実に行うことで，必ず組織における多職種連携やチーム医療はポジティブに変化を遂げていき，関係者の誰もが驚くような変化が生じます。

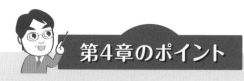

第4章のポイント

●多職種連携を駆動するエンジンは，ミッション，アコモデーション，コラボレーション，エンパワメントである。これらから成り立つサイクルをMACEサイクルと呼ぶ。

●ヘルスケアの世界ではPDCAサイクルが過剰に重視されてきたが，組織と人々を真にケアするためにはMACEサイクルを回すことが重要である。

●このサイクルを回すコツは，対話と相互承認である。多職種連携に関与している方々は，いきなり対話するのではなく，まずは雑談から始め，関係性を培うべきである。

●コラボレーションは，自己主張も，協調も高いレベルで実現されている時に創発する。そのためには，対話と相互承認がキーとなる。

●コラボレーティブ・リーダーシップを発揮して，MACEサイクルをスパイラル状に回すことによって，チームワークは進化する。それにつれて，内省的対話，そして生成的対話がチームに生まれる。

●以上をさらに深く体系的に学びたい読者は，多職種連携上級リーダーコースを受講してください。

第5章

ニュー・ヘルスケア・マネジメント体系で組織行動を変える

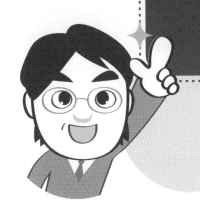

私は，ここまで述べてきた手法を多用して，数々のコンサルティング・プロジェクト，医療機関との共同研究，アクション・リサーチ・プロジェクトなどに関与してきました。そうした中で効果が認められてきた手法として，「組織行動変容のためのニュー・ヘルスケア・マネジメント」と呼ばれる一連のシステム群があります。正確に言うと，この体系はシステム・オブ・システムです。第4章では，ミッション，アコモデーション，コラボレーション，エンパワメント，そして，雑談，対話，相互承認について述べてきましたが，これらのテーマはすべてシステミックにつながり合い，一つの体系＝システムを成すものです。終章となる本章では，本書で述べてきた多職種連携やチーム医療の方法論をベースにした新しいヘルスケア・マネジメントの方法論として，組織行動変容のためのニュー・ヘルスケア・マネジメントを紹介します。

世界の医療と日本の医療を比べると彼我の差は歴然

　欧米の医療機関に視察に出かけ，「先進的」であるとされる欧米の多職種連携やチームアプローチの一端に触れ，「日本は遅れている」「欧米の進んだインタープロフェショナル・コラボレーションに学ばなければいけない」といった感想を述べる人たちがいます。海外の「先進的」な事例に触れることは，日本を相対化して分析することの契機になり得るので，ある意味，井の中の蛙のように日本にのみ目を向けるよりは望ましい態度でしょう。しかし，「欧米＝

先進的，日本＝後進的」とのみ観察するのはいささか表層的であり，短絡的な見方です。

　そもそも，欧米先進国と日本の多職種連携を同列に比較する以前に，多職種連携がよって立つ，医療の社会的構造の差異を冷静に俯瞰する必要があります。結論から言うと，医療サービスシステムにおける，医師，看護師，薬剤師などをはじめ，医療機関の役割分担，そして病床当たりの医療専門職の配置の厚さ（医療経済における人的資源のサプライサイドの諸条件）が根本的に異なります。コラボレーションが成り立つ大前提は，力を合わせるべき人々が十分いるか・いないのかということです。十全なコラボレーション，多職種連携が成立するためには，まずもって，臨床現場で働く専門職の人数の多寡が重要です。

　ともすれば日本では，人手不足を多職種連携で補うアプローチがとられることもあります。しかし，潤沢な人手をさらに活用し，より高度な多職種連携をてこにしてイノベーティブな価値を生み出すというのが，本来の多職種連携のあるべき姿です。

✦ 日本の医療従事者数，病床数の特徴

　日本は，世界各国と比較して，平均余命の長さや乳児死亡率の低さが優れており，医療の質は世界的に最高水準レベルです。しかし，かつては低コストだったものの，近年，日本の国民医療費は，主要国の中位程度までのレベルに増加してきています。日本は，社会保障制度，国民皆保険制度等の制度的理由により医療機関への受診が容易で，受診頻度が高いという点に特徴があります。**図1**で明らか

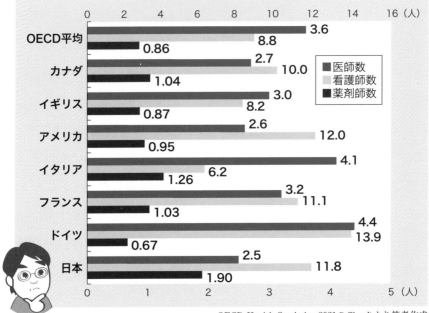

■図1 人口1,000人当たりの医師数，看護師数，薬剤師数（2019年）

OECD Health Statistics 2021のデータより筆者作成

なように，国際比較すると，日本では，医師数は少なく，看護師数はそこそこ他国並みで，薬剤師数は非常に多いのです。

　また，**図2**に示されているように，日本の人口1,000人当たりの病床数の多さは，世界的に見て突出しています。日本では，病院数や病床数は他国よりも多いのですが，病院の病床数の分布を見ると，200床未満の小規模病院（私的経営主体）が全体の約70％を占めています（**図3**）。

　医療政策の方向性，医療政策に大きな影響を与える日本医師会の「意向」によって，私的病院，開業医同士の過当競争を回避するため（既得利益の配分を有利にするため）に，医師数は抑制されてきました。それらの結果として，相対的に少ない医師数，そして多く

■ 図2 人口1,000人当たりの病床数
（2019年）

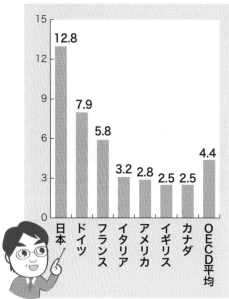

OECD Health Statistics 2021のデータより筆者作成

■ 図3 我が国の病院の病床数分布
（2019年）

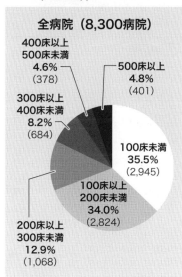

厚生労働省：令和元（2019）年
医療施設（動態）調査・病院報告の概況，
令和2年9月29日.より筆者作成

　の小規模病院，多くの病床に医師をはじめとする医療従事者が分散されて配置されるという組み合わせが，図らずも構造的な粗診体質を形づくってきました。

　これまで日本は，国民皆保険制度などにより，相対的に低い医療費で，質の高い医療サービスに，容易にアクセス可能な制度をつくり上げてきました。昨今のコロナ禍の中で，日本の医療のいくつかの特徴が浮き彫りになりました。先に述べたように，日本の人口1,000人当たりの病床数は他国を圧倒して多いのですが，ICU病床数は，人口10万人当たり4.3床であり，これはアメリカの8分の1，ドイツの7分の1程度です（**表1**）。また，医師をはじめICU専従の高度なスキルを持つ医療従事者が相対的に少ないレベルに留まっています。

■ 表1 人口10万人当たりICU等病床数

	ICU等 合計病床数	人口10万人 当たり ICU等病床数
アメリカ*1	77,809*2	34.7*3
ドイツ*4	23,890	29.2
イタリア*4	7,550	12.5
フランス*4	7,540	11.6
スペイン*4	4,479	9.7
イギリス*4	4,114	6.6
日本*5	5,603*5	4.3*6

厚生労働省：ICU等の病床に関する国際比較について（2020年5月6日）より筆者作成

*1, *2, *3：アメリカ集中治療医学会が作成した資料（U.S. Resource Availability for COVID-19（2020年3月）及び, その根拠となるDavidらの原著論文（Crtical Care Bed Growth in the United States（2015年 2月））からの引用。なお, 当該論文では, 分母となる人口を20歳以上としているため, 全人口とした場合は, さらに小さくなると考えられる。

*4：ドイツ, イタリア, フランス, スペイン, イギリスについては, 日本集中治療医学会の理事長声明（2020年4月1日）で引用されているRhodesの論文（2012年）から一部を抜粋。なお, 当該論文では, ICU病床数として, 各国の公式情報等を元に作成したとの記載があるが, それぞれの病床の定義は明確になっていない。ただし論文中に,「新生児集中治療病床（NICU）, 小児集中治療病床（PICU）, 冠疾患治療病床（CCU）, 脳卒中治療病床（SCU）, 腎疾患治療病床は除いた」との記載がある。このため, 日本の病床数を計算する際には, それぞれの病床数は, 含めずに計算を行った。

*5：日本集中治療医学会の理事長声明（2020年4月1日）で引用されているN.Shimeの論文（2016年）から一部を抜粋。

*6：内野, 我が国の集中治療室は適正利用されているのか, 日集中医誌（2010；17：141-144）から一部を抜粋。

✦ 日米の大病院の人員配置格差は大きい

　表2は, 東京大学, 京都大学など全国の国立大学医学部附属病院と慶応義塾大学病院, 東京女子医科大学病院, 竹田綜合病院, 亀田総合病院の概要です。1病床当たりの職員数は平均1.8人, 1病床当たりの看護師は平均0.73人です。これらの数値を見るだけでは, 相対化できないので,「なんとなく少なめかな」という印象を持つ人が多いことでしょう。

　そこで, アメリカの大規模病院の実態を見てみましょう。表3は, マサチューセッツ総合病院, メイヨー・クリニック, ジョンズ・ホプキンス病院, クラリアン・ヘルス・パートナーズ病院, ヴァンダービルト大学病院の実態を示したものです。1病床当たりの職員数は平均11.5人, 1病床当たりの看護師数は平均2.4人です。

▍表2 日本の大規模病院

	東大	京大	42国立大学平均	慶応	東京女子医大	竹田綜合病院	亀田総合
ベッド数	1,193	1,240	466	1,072	1,423	1,097	858
職員数	2,224	1,800	1,118	2,069	3,441	1,500	1,856
1ベッド当たり職員数	1.9	1.5	1.5	1.9	2.4	1.4	2.2
医師数	815	633	398	660	1,138	101	231
1ベッド当たり医師数	0.68	0.51	0.52	0.62	0.80	0.09	0.27
看護師数	776	709	462	1,013	1,502	672	633
1ベッド当たり看護師数	0.65	0.57	0.603	0.94	1.06	0.61	0.74
入院患者数	16,461	11,696	8,264	23,002	23,097	17,905	

1病床当たり職員数＝1.8人　　1病床当たり看護師数＝0.73人

［出典］平成17年度「大学病院概況」（文部科学省医学教育課編），2006年度版「関東病院情報」
（医事日報），2006年度版「北海道・東北病院情報」（医事日報），亀田病院年報2005
永井良三：日本の医療提供体制の構造的問題，学術の動向，Vol.12，No.5，P.8 〜 14，2007.

▍表3 アメリカの大規模病院

MGH : Massachusetts General Hospital, Boston
MC : Mayo Clinic, Saint Mary's hosp. and Rochester Methodist hosp., Rochester
JHH : Johns Hopkins Hospital
CHP : Clarian Health Partners（IU＆Methodist Hospitals），Indianapolis
VUH : Vanderbilt University Hospital, Nashville

	MGH	MC	JHH	CHP	VUH
ベッド数	875	1,951	892	1,134	658
職員数	16,000	26,209	7,889	11,117	5,872
1ベッド当たり職員数	18.3	13.4	8.8	8.3	8.9
看護師数	2,900	2,946	2,287	3,191	1,474
1ベッド当たり看護師数	3.31	1.51	2.56	2.39	2.24
入院患者数	43,312	59,228	42,466	55,655	33,854

1病床当たり職員数＝11.5人　　1病床当たり看護師数＝2.4人

［出典］http://www.massgeneral.org/news/for_reporters/facts_and_figures.htm
http://www.mayoclinic.org/annualreport2003.html
http://www.hopkinsmedicine.org/health_info　　http://www.clarian.org/portal/patients/iuhospital
永井良三：日本の医療提供体制の構造的問題，学術の動向，Vol.12，No.5，P.8 〜 14，2007.

大規模病院職員数の日米比較をしてみると，１病床当たりの職員数については，アメリカは日本の6.3倍であり，１病床当たりの看護師数は，アメリカは日本の3.3倍となります。このように，日本とアメリカを比較してみると，投入されている職員数が根本的に異なります。大規模病院に関しては，日本よりも断然アメリカの方が，人的資源が多く投入されているのです。

　日本の医療が直面しているマクロ的な課題は，①いかに医療機関の役割分担を見直しつつ，分散的に投入されてきた医師，看護師などの人的資源を公正に配分していくのか，②いかに相対的に希少な専門職数（除く薬剤師）の間で，効率的，効果的に業務遂行できる環境をつくっていくのか，ということになります。これらの構造的な問題の上に，我が国の多職種連携やチーム医療は成立しています。

　前章ではメゾ的，つまり，病院や職場といったシステムの中範囲を対象として叙述しましたが，マクロ的ないしは医療政策・経済面での抜本的な取り組みが待たれるところです。

タコツボ積み上げ型病院から，自律分散ネットワーク型組織へ脱皮せよ

　第１章で，日本の病院組織のタコツボ体質とそれによってコラボレーション，多職種連携が阻害されることについて触れました（P.31参照）。タコツボ積み上げ型組織としての病院は，縦割り組織で，全体最適よりも部分最適を目指しがちで，専門性という岩盤を軸にして経営，運営されています。タコツボ積み上げ型病院には，

▐ 表4 タコツボ積み上げ型病院の7つの特徴

①それぞれの専門のことには口出ししない，させない。
②内向きに働き，余計な変化は起こさない，かぶらない。
③タスクシフティングやタスクシェアリングが不得手。
④外部に生じるイノベーションを吸収できない。
⑤内部からイノベーションの素を創成できない。
⑥変化やイノベーションを拡散できない。
⑦それぞれの専門的役割の中では高い成果を生み出すが，他の専門性と
　の連携はヘタ。

4つ以上あてはまるとタコツボ性が濃く，閉塞感が強い

　7つの特徴があります。**表4**の7項目のうち，4つ以上あてはまれ
ば，タコツボ性が濃く，閉塞感が強いと見てよいでしょう。これで
は，変化に対応できませんし，「多職種連携やチーム医療を！」と
勇ましく叫んでも掛け声で終わってしまいます。

　ところが，北米，欧州，日本の先進的な病院に対してコンサル
ティングや共同研究を行いつつ関与していると，お国柄やカル
チャーは異なるものの，先進的な医療機関の組織変革の方向性には
共通するものがあることが分かります。

　それは，ネットワークセントリック型病院組織であり，自律分散ネッ
トワーク型病院とも呼ぶべき新しい病院の姿です。自律分散ネット
ワーク型病院では，対話と相互承認が生き生きと行われ，階層性が
薄く，職種や部門間の壁や溝は薄く，また低いものになっています。

　多職種連携をてこにして，改革を推し進めていくと，組織モード
がタコツボ体質から自律分散ネットワークへと変化していきます。
第4章で詳しく見たMACEサイクルを自組織にインストールし，関

■ 表5 新しい組織行動

①中央がコントロールして各ユニットが指示命令で動くのではなく，中央が支援して各ユニット，チームが自律分散的に動く。

②組織の役職や管理階層を簡素化してスリム化し，脱ピラミッド化する。

③イントラネット，インターネット，クラウドをフル活用して，院内情報を効果的にシェアする。

④組織ぐるみ，チームぐるみで，新しいデータ，情報，知識，知恵を創造・シェアする。

⑤リーダーの役割は，指示命令，部下の監督ではなく，コラボレーションの推進と展開。

⑥固定したリーダーを決めるのではなく，誰でもリーダーとなるシェアード・リーダーシップの展開。

⑦リーダーの役割は，異質なモノゴトを結びつけること。全員をリーダーにすること。

連するシステムと連動させることにより，新しい組織行動を埋め込んでいきます。新しい組織行動とは，おおむね７つあります（**表5**）。

多職種連携は，小手先の変化の演出ではなく，組織学習，知識創造，コラボレーティブ・リーダーシップの変革そして，心理的安全性の醸成とシンクロナイズする時，大きな変革に結びついていきます。このようにして，タコツボ積み上げ型組織とは異質のネットワーク展開型組織の行動様式を埋め込み，ハイブリッド化していきます。

価値・目標追求的なキュアと 価値・目標探索的なケア

ヘルスケアは，保健，医療，福祉，介護などを包含する非常に幅広いものです。保健，医療，福祉，介護のそれぞれの分野は，専門

性でさらに細分化されますが，どの領域の事業であっても，マネジメント手法として，目標管理が行われています。ところが，何を目標にすべきかについては，根本的な相違点があります。実現すべき価値，達成するべき目標の性質そのものを考えてみましょう。ここではキュア（治すこと）とケア（支えること）の２つの性質を軸に価値や目標とのかかわり合いに注目しましょう。

　高度急性期，急性期，回復期，慢性期，在宅医療期，介護期という連続線でヘルスケアをとらえる時，前者寄りになると価値・目標追求的になり，後者寄りになるに従って価値・目標探索的となります。もちろん，キュアとケアは，入れ子構造のようになっていて，それぞれが交じり合うような局面も多々あります。

　そこで，これらを２項に分けて単純化します。キュアの世界は，一般性，普遍性を目指し，効果や効率を重視し，根拠や論理が中心となります。これは近代科学をバックボーンとする医学，そして医学の社会的応用である医療の世界では一つのパラダイムを成しています。ところが，ケアの世界は，キュアを包含しつつ，キュアの概念を超えて，さらなる広がりを持ちます。その広がりとは，個別性，特殊性であり，意味，物語，情緒，情念といった領域です。これらを比較したものが**図4**です。

　価値・目標追求的なキュア，特に，急性期，感染症，創傷，術後などでは，問題解決型の支援が有効です。生命を脅かす問題を特定し，因果関係を用いて仮説を立案し，問題を解決していきます。ところが，介護，緩和ケア，ホスピスケア，エンド・オブ・ライフケアなどの領域では，そもそも，生命を脅かす要因を完全に除去する

■ 図4 価値・目標追求的なキュアと価値・目的探索的なケア

キュア（追求的）	ケア（探索的）
外界，物質圏	内界，精神圏
普遍性，一般性	個別性，特殊性
因果律	共時性
効果，効率	意味
根拠	物語
論理	情緒，情念

といったアプローチはなかなかできません。むしろ，患者や当事者に寄り添いながら，究極的には「死ぬこと」を受け入れていくというアプローチとなります。萱間[1]によると，レジリエンスを育てる急性期の支援では問題解決型支援が有効であり，介護，緩和ケア，ホスピスケアなどの領域では伴走型支援が有効です。伴走型支援のポイントは，情念や情緒を受けとめ，物語の中に意味を紡いでいくといった個別性，特殊性が濃厚な文脈でのケアです。

このように，患者や利用者に対して提供する価値によって支援のあり方が異なってきます。ここで視点を変えて，ヘルスケア事業体によって雇用される従業員に対するアプローチを考えてみましょう。各専門職を含む従業員も，また，個別的で特殊な存在であり，情念，情緒を持ち，それぞれの物語に意味を紡ぐ存在です。多様なヘルスケア事業体のいかんにかかわらず，雇用される人々に対しては，価値・目標探索的なケアアプローチが求められるのです。

1）萱間真美：入退院支援に使えるストレングスモデル─対話のきっかけ「ストレングスマッピングシート」，地域連携 入退院と在宅支援，Vol.13，No.6，P.64～69，2021.

量的研究と質的研究の本質的な違いに目を向けよう

　専らケアを行う専門職は看護師です。この節では，視点を変えて，**図4**を使って看護研究のあり方について考えてみます。看護学の分野は，他の学問分野と比べて，質的研究が非常に多いのです。

　一般に量的研究とは，現象を量的に理解し，説明することを目指します。したがって，量的研究では，できるだけ多くの現象を数量化，数値化して理解しようとして，数量化，数値化できないものを捨て去らなければなりません。また，要素と要素間の因果関係や相関関係を統計的に表現することが一般的です。そのために，仮説の検証や予測を厳密に行うことが求められます。この領域では，効果，効率，根拠といったものが重視されます。本書のテーマは，現象の可視化・見える化・数量化なので，どちらかと言うと，論理実証主義を基礎とする量的研究に軸足を置いています。

　それに対して質的研究とは，数量や数値を介在させずに，現象を質的に理解することを目指します。数量や数値で容易に表現できないような意味，感情，情念がかかわる現象を描写し，説明し，解釈します。現象を説明するために，当事者の物語や発話，文脈そのものに語らせるというようなアプローチも頻繁にとられます。

　近代科学，現代医学をバックボーンに持つキュアは，実証科学的パラダイムに立って，量的研究を志向します。翻ってケアは，キュアを内包するものの，キュアの立場を越えて，もしくは超克して，個別性，特殊性，意味，物語，情念，情緒が織りなす領域にまで拡

張しています。ケアという営みの一つの特徴は，この拡張性にあると私は見立てています。

　量的研究では，根拠のある医療（evidence based medicine：EBM）が主流を形づくってきました。しかしながら，質的研究では，数量，数値にとらわれない物語や意味があふれる文脈の中のナラティブを重視し，特に看護にはその傾向が強いので，ナラティブに立脚したケア（narrative based care）が今後さらに力強い潮流をつくることを期待したいと思います。

　ある時，卒業論文を書こうとしている看護学部の学生と研究室でたわいもない雑談になりました。卒業論文を書くにあたっては，量的研究と質的研究の特徴を押さえておく必要があります。話のトピックは，量的研究と質的研究です。

　「量的研究と質的研究。どちらが優れていると思いますか？」

　「うーん。ムツカシイ質問だね。良い研究ならば，両方とも同じように優れていると思うよ」

　「それって，甲乙つけがたいということですか？」

　「そうだね。量的研究は質的研究を必要としているし，その逆もまたあり得るってことだよ」

　「そのあたりのことを，分かりやすく説明してください」

　「近代科学は，論理実証主義を後押しする量的研究を中心として進歩してきたけれど，大切なものを置き去りにしてきたのかもしれないよね。例えば，意味，感情，物語，情念とか。人をケアする時って，検査データや数値だけ見るの？　違うよね。その人の表情とか，感情，今ここに去来している情念のさざ波。その人が抱えている問

題。その問題が埋め込まれている文脈や物語も。そういったことすべてに肉薄してケアするよね」

「なるほど。ってことは，質的研究の方が本質に迫れるってことですか」

「まあね。うまくやれば本質に迫れると思うよ。ただし，だからこそ，質的研究は難しいんだよ。下手をすると，出来の悪い感想文のようになってしまうよ」

「はい。数字を扱うことや，数学，統計学が苦手だ，といった表面的な口実で質的研究に首を突っ込むことはNGなのですね」

「看護系の研究者には，そんな人も多いんだが，まあ，そういうことだね。他者をケアする。他者を看護するって，やはり量的な側面も大事だけでと，本質は『質』だよね。『本質』って，『本当の質』って書くんだよね」

禅問答のような雑談ですが，ケアの一つの本質は，論理実証主義をベースにした量的研究のみではアクセスできない本質を扱わなければならないことにあると思われます。目の前の患者は，その人一人の個別性，特殊性を生きている。その個別，特殊な患者には，さまざまな感情が宿り，情念の波が揺れていて，かけがえのない文脈の中で，物語が語られている。そういったことに迫り，かかわり合い，寄り添うことからケアの端緒は始まります。

第4章で検討した，対話，相互承認，エンパワメントなどのテーマは，意味，感情，情念があふれる命題です。これらはすべてケア的であり，探索的なテーマであり，質的研究の成果です。したがって，本書の第1章，第2章は，ある意味，典型的な量的研究アプロー

チをとってきましたが，第３章以降は，質的研究アプローチが次第に濃厚になってきています。本書とて，量的研究，質的研究のどちらか一方ではなく，双方のバランスの上に立っています。

バイオ・メディカル完全健康観とライフ・ソーシャル満足健康観

　第３章では人口転換について考えましたが，人口転換によって，私たちの健康観も徐々に転換しつつあります。ヘルスケアのパラダイムシフトは，健康観の大幅な変化によってもたらされます。現在，世界的に影響を持つ健康観は，良い悪いは別として，世界保健機関（WHO）が規定したものでしょう。それは，「健康とは身体的・精神的・社会的に完全に良好な状態であり，単に疾病のない状態や病弱でないことではない」という有名な定義です。

　この考え方は，生命科学と社会とのかかわりという点で，「完全」を目指すものです。身体的にも良好で，精神的にも良好で，かつ，社会的にも完全な良好な状態にいる人は，そもそもどのくらいいるのでしょうか。また，「単に疾病のない状態や病弱でないことではない」という追い打ちをかけてきます。私は，この種の定義を，バイオ・メディカル完全健康観と呼んでいます。

　現代のヘルスケアは最もイノベーションが活発な領域の一つです。ヘルスケア・イノベーションは，情報が橋渡しとなって，複数の先端領域がコンバージョン（収斂）して巻き起こっています[2]。がん，アルツハイマー，心臓病などの個別の疾患の治療は言うに及

ばず，病気の根本原因である老化に介入する方法も，サーチュイン遺伝子（抗老化遺伝子）レベルで動いています。

　ゲノム編集，エピジェネティクス，抗老化薬，人工多能性幹細胞（iPS細胞），人工知能（AI），深層学習（ディープ・ラーニング），ナノテクノロジー，バイオテクノロジー，情報科学，量子コンピューター，特殊センサー，分子整合栄養学，仮想現実（バーチャル・リアリティー）などが収斂して，病気予防，究極の若返り，抗老化，０次予防，無限の健康増進が進んでいます。

　ところが，一歩間違えば，重大な生命倫理問題ともなります。中国の研究者・賀建奎は，世界で初めてゲノムを編集した赤ちゃんを作り出したと報告し，世界に衝撃を与えました。HIV（エイズウイルス）に感染しないよう遺伝情報を書き換えた双子の女の子が産まれたと主張したのです。理論的には，受精卵のDNA情報の一部を削除したり改変したりすることで，遺伝によって伝達される重病を予防できます。しかし，それは裏を返せば，DNA情報の改変は直接生まれる子どもだけでなく，未来の子孫にも影響する可能性があるということです。

　バイオ・メディカルにかかわるイノベーションは，生命倫理問題を切り捨てれば，完全な健康，そして生命をも人工的に作ることができる段階にまで到達しつつあります。完全な健康を欲する人間の欲望は無限に貪欲であり続けます。つまり，バイオ・メディカル完全健康観は，ヘルスケア・イノベーションにアクセスできる人（特

2）Hironobu Matsushita (2020). Health Informatics：Translating Information into Innovation. Springer Nature.

に健康リテラシーが高い富裕層）にとっては，現実可能なものとなりつつあります。

　もっとも，若返りのために，身近にある薬・メトホルミンやNMN（ニコチンアミド・モノ・ヌクレオチド）などの服用を勧めるシンクレアは，わずか数錠の薬を飲むだけで，健康寿命が大幅に延びる時代は間違いなく来る。これだけ有望な手掛かりがあり，これだけ大勢の優秀な研究者が取り組んでいて，これだけ機運が高まっているのだ，と説いています[3]。

　さて，バイオ・メディカル完全健康観と対置する形で，これからの健康観の一つとして，たとえ病気や障害があっても，自分らしい生き方ができる状態を満足のゆく範囲で求めていこうという健康観も現れています[4]。生き方を，生命のみならず，人生，そして生活としてのライフが交わるところでとらえ，完全なる客観的な健康を過度に求めず，そこそこの「満足」を主観的な健康に求めるという健康観です。これを，私は，ライフ・ソーシャル満足健康観と呼んでいます。

　「完全」を求める時，その完全さを達成したり実現したりすることができないと，自分自身にも患者，利用者に対しても不全感を持ってしまうことになり，自己効力感や承認感覚を持つことができなくなります。ことによっては，敗北感さえ感じることもあります。ライフ・ソーシャル満足健康観は，客観的なバイオ・メディカルの

3）デビッド・A・シンクレア，マシュー・D・ラプラント著，梶山あゆみ訳：ライフスパン—老いなき世界，東洋経済新報社，2020.
4）松下博宣：長生きだけど不健康，人類未到の難題にケアシフトの要請，ケアシフト！シルバーイノベーション最前線，日経BizGate，2014.
https://bizgate.nikkei.co.jp/article/DGXMZO2856763026032018000000?channel=DF220320183553（2021年10月閲覧）

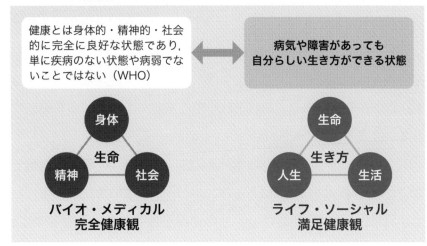

▌図5 2つの健康観スペクトラム

健康とは身体的・精神的・社会的に完全に良好な状態であり，単に疾病のない状態や病弱でないことではない（WHO）

病気や障害があっても
自分らしい生き方ができる状態

身体
生命
精神　　社会
バイオ・メディカル
完全健康観

生命
生き方
人生　　生活
ライフ・ソーシャル
満足健康観

基準に照らして，健康か，そうでないのかを問うのではなく，人生，生活，生命とのかかわりの中で，主観的に身の丈に合った健康をとらえるのです。第4章で見た主観的健康感と親和性が高いものです。

　ただし，これらの異なる健康観は二項対立するものというよりは，むしろ連続体（スペクトラム）です（**図5**）。同じ医療機関の中でも，救命救急センターは前者，慢性疾患や緩和ケアを行うユニットは後者寄りです。それと同じように，人々が抱く健康観も，完全にどちらか一方というものではなく，どちらかに寄っているし，人生や生活のステージによってどちらに偏るのかは異なってきます。

✦ ケアリングは，セルフケア，セルフエンパワメントへシフトする

　バイオ・メディカル完全健康観では，患者や利用者は，ハードルの高い健康の基準に満たない不完全な人となってしまいます。それ

と同時に，バイオ・メディカル完全健康観が支配してしまうと，ケアを提供しているケアギバーにとって，完全なケアを実現することは容易ではありません。そのため，患者，利用者，ケアギバーがそれぞれ相互承認ができなくなってしまいます。常に完全を求めながらも，常に完全が遠のく。それぞれが相互承認できずに，疲弊感が増していきます。

あるいは，患者，利用者と比べれば，「疾病のない状態や病弱でないことではない」状態にあるケアギバー（つまり専門職）は，ともすれば，「ケアしてあげる」立場に身を置くことにもなります。このようないびつな関係性でよいのでしょうか。

図6は，「ケアしてあげる」姿勢を示しています。これからは，病気や障害があっても自分らしい生き方ができる状態が健康であるという，ライフ・ソーシャル満足健康観が次第に中心となってくることから，ケアリングの考え方も，「ケアしてあげる」から「セルフケアの支援者」とでも呼ぶべき関係性へと変わってくることでしょう。

セルフケアとは，自分という実在にコミットし，自分を鼓舞し，自分自身にモチベーションを与えるという意味で，セルフ・エンパワメントから出発します。エンパワメント，そしてセルフ・エンパワメントについては，第4章で詳しく述べたとおり，対専門職ばかりではなく，対患者，利用者のケアにおいても大切なアプローチとなってきます。

✦ ケアの関係性が共創的関係性へシフトする

このように，健康観が客観的なものから主観的なものへ，そして，

バイオ・メディカル完全健康観からライフ・ソーシャル満足健康観へとシフト，転換してくると，おのずとケアリングの関係性も変化することになります。

　バイオ・メディカル完全健康観のもとでは，ケアする人とケアを受ける人との間に1本の境界が引かれ，ケア提供者vs.ケア受益者というような，ある種の二項対置，二項対立的な関係性が生まれやすくなります。そこには，情報の非対称性が働き，優位vs.劣位といった関係性も生じやすくなります。劣位にある弱者＝ケアを受ける人は，強者＝ケアする人に依存し，弱者はますます増えざるを得ません。

　一方，ライフ・ソーシャル満足健康観のもとでは，肩をいからせて，「完全」を求めるのではなく，「ライフ」つまり人生，生活，生命のそれぞれについて，ほどほどを実現すればそれでよし，ほぼ満足だ，とする価値観が中心となってきます。こうなってくると，ケアギバー，ないしはケアチームも，完全無欠な健康を求めるのではなく，人生の質，生活の質，生命の質のバランスを取りながら，ほぼほぼ満足を実現する支援者へと，立場が変化してきます。

▌図6　シフトするケアリングの考え方

**ケアして
あげる**

**セルフケア
セルフ・エンパワ
メント**

健康観：健康とは身体的・精神的・
社会的に完全に良好な状態であり，
単に疾病のない状態や病弱でない
ことではない

健康観：病気や障害があって
も自分らしい生き方ができ
る状態

そこでは，ケアする人とケアを受ける人という二項対立の壁，もしくは境界線が，だんだん溶けてきて，両者は，「ケアを分かち合う人」と「ケアを分かち合う人」の関係へと変わってきます（**図7**）。ケアする人は，ケアすることでセルフ・エンパワーの力を再帰的にもらい，ケアを受ける人は，ケアの場を共有することで，ケアの分かち合いに参加し，エンパワーされる。ケアの本質が，対等な支援，相互のエンパワメントに転換していきます。

　バイオ・メディカル完全健康観のもとでは，依存体質が助長され，ともすれば，弱者の拡大再生産にもなりがちですが，ライフ・ソーシャル満足健康観のもとでは，ケアを分かち合う人同士の共創的関係にシフトしてきます。そこでは，弱者をケアするのではなく，弱者をそもそもつくらないという価値が重視されるようになります。もちろん，多職種連携のあり方も，おのずと変化してきます。対等な支援と相互のエンパワメント，相互承認をシェアする価値共創者としての多職種連携となります。救急性が強い領域では，まだまだバイオ・メディカル完全健康観が幅を利かせますが，慢性期，エンド・オブ・ライフ期などでは，ライフ・ソーシャル満足健康観が次第に受け入れられています。

　バイオ・メディカル完全健康観のもとでは，完全を求めざるを得ないので，とかく，価値・目標追求に重きが置かれます。翻って，ライフ・ソーシャル満足健康観のもとでは，人生，生活，生命の価値や意味を紡いで，探す価値・目標探索が大切になってきます。このことの詳細については，後述します。

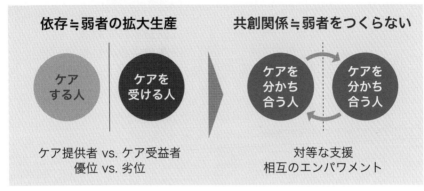

■ 図7 ケアリングの関係性の変化

依存≒弱者の拡大生産

ケアする人　ケアを受ける人

ケア提供者 vs. ケア受益者
優位 vs. 劣位

共創関係≒弱者をつくらない

ケアを分かち合う人　ケアを分かち合う人

対等な支援
相互のエンパワメント

新しいケアリングはエンパワメント

　日本では，医療機関へのアクセスが良いため，医療に依存してしまっている体質の存在も決して否定できません。2019年の日本の外来受診回数は国民1人当たり年平均12.5回となっており，OECD加盟国平均の年6.8回を大きく上回っています。

　これからのケアリングは，エンパワメントに近似した意味合いを増してきます。それと同時に，医療費抑制から医療依存の軽減へ，入院後の多職種連携から生活中心の多職種連携へ，そして，してあげるケアからエンパワメント型ケアへのシフトが予見されます（**図8**）。

　さて，バイオ・メディカル完全健康観からライフ・ソーシャル満足健康観へとシフト，転換してくると，対等な支援，相互エンパワメント，社会的な相互承認が進み，病気や障害を抱える高齢者もさることながら，元気な高齢者も次第に増えてきます。

■ 図8 ケアリング≒エンパワメント

・医療費抑制
・入院後の多職種連携
・してあげるケア

・医療依存の軽減
・生活中心の多職種連携
・エンパワメント・ケア

■ 図9 元気高齢者の社会的包摂

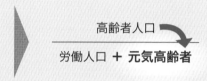

高齢者人口
―――――――
労働人口

高齢者人口
―――――――――――――――
労働人口 ＋ 元気高齢者

　分子に高齢者人口をとり，分母に労働人口をとると，以前はピラミッド型だったものが，ビア樽型へ，そしてヒツギ型へと変化して，相対的に少ない労働人口が，増大する高齢者の面倒をみる，ケアするという構造が，問題視されてきました。

　高齢者の中でも一定数いる元気高齢者を，いかに分母に取り込むのか，ということも高齢者の社会的な包摂を試みながら，ケアし，エンパワメントするという方向のため，働き方改革であると同時に，広い意味でのケアリング≒エンパワメントの課題です（**図9**）。

　ただし，それは65歳以下の労働人口に対してなされる方策とは異なってくるべきでしょう。長年の結晶性記憶に裏打ちされた経験の蓄積やスキルの蓄積を活かさない手はありません。シニア起業，シニア社会起業，田舎起業，セカンドライフ起業，NPOやNGOの経営，既存の企業に対するアドバイザリー，健康支援，ケア支援など，多方面でクリエーティブな元気高齢者が活躍する社会デザインが待

たれるところです。

　特に，医師，看護師，作業療法士，理学療法士，薬剤師，栄養士，社会福祉士など，国家資格を保有しながら，元気高齢者になっていくスキルフルな方々の活躍の余地は大きいと思われます。

2つのパラダイムの多職種連携

　こうして考えてみると，多職種連携チームにも大きく分けて2種類あることが了解されます。1つ目は，バイオ・メディカル完全健康観に立脚するチームです。例えば，手術，周術期，救急救命，集中治療，冠疾患治療，外科などに関連するチームです。これらのチームでは，疾患を治療することに集中します。多くの場合，センサーやモニターで集められた客観的かつ膨大なデータ，情報を駆使して，徹底した介入を行い，疾患の消滅あるいは患者の回復を目指します。

　2つ目は，ライフ・ソーシャル満足健康観を前提とするチームです。多くの慢性疾患を対象とするチーム，エンド・オブ・ライフケア，介護などが含まれるでしょう。もはや，完全な回復や疾患の治癒を期待することは現実的ではなく，完全な健康を目指しようもない状況の中，その人らしい生き方，あるいは死に方を受容してケアする。その人らしい生き方や人間としての尊厳を支援する。そのような方向性です。そこでは，センサーやモニターで集められたデータや情報というよりは，むしろ，患者を取り巻く文脈に埋め込まれ

健康とは身体的・精神的・社会的に完全に良好な状態であり，単に疾病のない状態や病弱でないことではない（WHO）

病気や障害があっても
自分らしい生き方ができる状態

客観的かつ
完全な健康を追求する
疾患を治療する
完全を目指すチーム

その人らしい
主観的健康観を探索する
その人らしい生き方を支援する
エンパワメントで
満足を目指すチーム

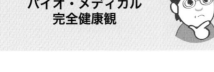

バイオ・メディカル
完全健康観

ライフ・ソーシャル
満足健康観

た物語や意味をすくい取り，ケアに活かす，生かすという行き方が尊重されます。

　これらの多職種連携チームの特徴を**図10**に示します。慢性疾患を抱えながらも，急変等の理由で集中治療が必要になることもあれば，救命救急後のステージで，エンド・オブ・ライフケアのステージに移ることもあるでしょう。現実は，変化する患者の容体に応じて変化するものです。そうした時に，まさに患者中心性が問われることになります。２つのパラダイムを橋渡しするようなケアが求められます。

　ここで思い出すべきは，第４章で見たアコモデーションという行き方です。異なる意見，価値観に対して，無理やり優劣や白黒をつけるのではなく，異なったパラダイム，価値観，世界観を並立共存させていく行き方です。

魂のケア，魂との対話

　日本小児看護学会の2021年度の学術集会の統一テーマは，「コラボレーションで小児看護の未来を拓く」というものでした。たまたま，この学術集会にパネリストとして招待され，同じくパネルとして登壇された，めぐみ在宅クリニックの小澤竹俊医師と興味深い対話になりました。本書の原稿を書いている最中のことでした。

　横浜市にある在宅療養支援診療所の小澤竹俊院長は，「最期の日は我が家で迎えたい」と希望する患者や家族に寄り添い続けている医師です。小澤医師は，たぐいまれな「聴く力」（傾聴の力）で，患者・家族の思いを深く受けとめ，それに応えるためのプランニングを行います。

　「人は，できたことができなくなっていく時に苦しみを抱く。それをいかに取り除くかがケアの勘所となる」と小澤医師は言います。

私「患者さんの苦しみというは，『魂』の苦しみですよね」

小澤医師「そうです。『魂』に耳を傾け，『魂』に語りかける。これが苦しみのケアです」

　魂という言葉は，論理実証主義が貫徹する量的研究，科学的なアカデミアでは，禁句のようなものです。魂は，その存在を実証もできない，反証もできない，いわゆる反証不可能命題だからです。

　まずもって，私は，魂という特殊用語を学術集会のパネルで発してしまって，内心「しまった！」と思ったのですが，小澤医師の反応は，魂を拒絶するどころか，魂をケアの対象とするといった踏み

込んだ内容だったのです。この刺激的なパネルディスカッションの
後も，メールでのやりとりが続きました。

　本書のテーマにも関連することなので，小澤医師の許諾を得た上
でメールをそのまま転記します。

小澤様，皆さまがた

　昨日は，本当に貴重な機会でした！
　改めて御礼申し上げます。
　実は，今，多職種連携の本の原稿を書きつつあり，人と人と
の交流とは？　触れ合いとは？　力を合わせるとは？　イノ
ベーションとは？　というような問いに向かって悪戦苦闘して
いる最中でした。

「苦しんでいる人は，自分が苦しんでいることを分かってほしい」
「誰かの支えになろうとする人こそ，一番支えを必要としている」
「自分の存在が忘れられる恐れ」
「自尊感情，自己効力感を紡ぎ出す対話」……

　パネルの中では，これらの言葉がさりげなく紹介されていま
したが，僕にとって，かなり気持ちの深いところに刺さってい
ました。

　それぞれの方々のお話をつぶさにお聞きして，「魂の共感」

などと訳の分からない発言をしてしまい，ちょっとまずかったかなと反省しています。

　というのは，「魂」の存在は，実証もできなければ，反証もできない，いわゆる「反証不可能命題」（ポパー）の最たるもので，このような特殊用語は，通常の学会で発するのはご法度です。

　ところが，まあ，そういう発言を包み込むように受容いただけるのは，小児看護学会の懐の深さかな，と勝手に思っています。反証不可能命題であっても，人は，もしかして，魂を無理やりこしらえてでも，人の中に，人と人との間に存在せしめなければ安心できない，生きていけない動物なのかもしれません。

　魂を葬り去り，命に置き換えたことを近代と呼ぶのならば，なるほど，生老病死が日常から見えにくくなっていて，ケア専門職の方々も魂になかなか触れ得ない状況も了解できます。

　生老病死に通底するものは，もちろん命ですが，その奥に「魂」を見いださずにはいられない…。

　ご存じのように“LIFE”という言葉がありますが，人生，生活，命，という含意があります。人生，生活，命のさらに奥底に，魂を構想するのは，非科学的だとの誹りをまぬがれません。命のケアから，魂のケアへ。契機としての命のケアは，魂のケアへと仮想的に転換していくのかもしれませんね。

ということで，本当に素晴らしい学びの機会に遭遇させていただき，ありがとうございました。運営にあたられた先生方も，このような困難の中，スムーズな進行にご尽力くださり，ありがとうございました。

松下博宣

松下様，皆様

　めぐみ在宅クリニック　小澤竹俊です。日常に戻り，ワクチン接種やら往診やらの毎日となりました。松下様のメールを拝見して，どうしても一言（もっとかな…）お伝えしたく，メールしております。

　多職種連携の本の原稿をお書きになっている中で，今回のシンポジウムは，きっと刺激的であったと思います。

　私も在宅医として，多職種の方と，特に看取りという文脈で連携を意識してきました。
　そこで求められる連携は，単に血圧や体温，食事量や便秘などの情報ではなく，人間の尊厳を守るという視点での連携と考えています。とはいえ，どうしても医療という世界観が，独特な上下関係のみで，医療者の情報を介護職や家族に正確に伝達することが優先される印象があり，残念に思うこともありました。

　ということもあり，意識して「援助を言葉にする」という
ワードを用いてきました。

　ここでいう援助とは，

（1）本人が「穏やか」であること

（2）家族が「穏やか」であること

（3）かかわる人も「穏やか」であること

　　※優先順位　（1）＞（2）＞（3）

　　※穏やかとは，安心，ほっとする，楽であるなど，プラス
　　　の感情（気持ち）を総称する言葉として用いる

　たとえどこで療養されていたとしても，学ぶことができれば
穏やかであるととらえることができます。ほかにも，適切な痛
みの緩和が提供されること，そばに信頼できる医療スタッフが
いること，希望する治療を受けることができること，希望する
形で保清の維持ができること，ご自身が大切にされてきた難病
を持つ学生たちが学べる環境を，これからもご両親が社会に働
きかけていくこと…などと言葉にできるかと思います。

　人によって穏やかだと思う理由は異なりますが，その中に，
職種を越えて，つながるヒントが隠されているかと思うのです。

　そして魂という言葉も出てきました。確かに反証不可能命題
であり，一般的な学会では取り上げることはないのかもしれま
せん。しかし，ホスピス・緩和ケアの世界で27年もおります

と，日常的に，限られた命の苦しみの中にあって，存在と生きる意味を失う場面に，毎日のように直面してきます。その時に，どんな時に，人は尊厳が奪われ，どんな時に尊厳が守られ，そして生きている意味を見いだし，その上で，魂として輝くことを支援できるのか，問い続けてきました。当院では，ディグニティセラピーという心理療法を100例以上，実践してきました。その中で，感じてきたことは，一人ひとり，大切な何かを持っていることでした。その何かを多職種で尊重されれば良いチームになれるし，大切な何かを無視されたり，軽視されると，本人は，魂としての輝きを失いやすくなるのではと，現場では感じています。

　長くなりましたが，これからも，よろしくお願いします。

めぐみ在宅クリニック　小澤竹俊

　このやりとりにも出てきましたが，「魂」というテーマは，反証不可能命題です。科学（特に論理実証主義）の立場からは，議論することさえ困難とされています。しかしながら，ホスピス，緩和ケア，エンド・オブ・ライフケアという価値・目的探索的なケア領域では，ケアの行きつく先，ケアという共創的な行為の対象を探索します。ここにおいて，「エンド」に接近すればするほど，命の根源として「魂」が立ち現れます。あるいは，構成主義の立場に立てば，人は，価値・目的探索的なケアにおいて，命と向き合う時，「魂」を想定，構成せずにはいられない生き物なのかもしれません。小澤

医師との対話によって，このようなケアの奥深さを垣間見た思いがしました。

ヘルスケア経営の背骨に ウェル・ビーイングを入れよう

　従来の医療機関の経営，医療マネジメントでは，良質な医療，安全な医療，そして効率という３項目を中心に入れることが主流でした。これらだけで十分なのでしょうか。いいえ，そうではありません。

　バイオ・メディカル完全健康観のもとでは，良質な医療，安全な医療を効率よく，患者に提供して，患者はキュアされ，また，ケアされて，健康を取り戻すことを追求します。ライフ・ソーシャル満足健康観では，十全な健康を維持したり回復させたりすることができない場合は，人間の自然な姿として「死」を受け入れつつ，穏やかに生をまっとうすることを探索します。安心，ほっとする，楽であるなど，ポジティブな感情や幸福感を表す言葉として用います。このように考えると，患者や利用者へ良質な医療を安全に効率よく提供するということは，手段であって目的ではありません。

　バイオ・メディカル完全健康観あるいは，ライフ・ソーシャル満足健康観に依拠するにせよ，ヘルスケア組織（保健・医療・福祉サービスを提供する組織）の目的は，患者，利用者，そして従業員の幸福感を増すことになります。本書でたびたび使ってきた言葉で言えば，ヘルスケア組織のバリューは，患者・利用者の主観的幸福感を増大させることとなります。ポイントは，①患者・利用者が幸

福であること，②家族が幸福であること，③かかわる人々（従業員）が幸福であること。ここにおいて，優先順位は①＞②＞③となります。

第3章で見たように，主観的幸福感とコラボレーションは切っても切れない関係にあります。また，コラボレーションは社会の進化やイノベーションという文脈からも非常に重要な働きをしてきました。さらに，医療機関を含めるヘルスケア組織は，社会の持続のためには欠かせないエッセンシャル・ワーカーが雇用されるエッセンシャルなセクターです。そして，そこに働くすべての人々は，すべからくエッセンシャルな人的資源です。

加えて，第2章で見たように，主観的幸福感が強い医療専門職は，前向きに積極的に他者に協力し，多職種連携に意識しなくても貢献することが分かっています。主観的幸福感は見方を変えれば，目にははっきり見えないものの，無形の資産，経営資源であるとも言えるのです。

ヘルスケア・サービスの価値の種類をまとめたものが**図11**です。価値には，追求すべき価値と探索すべき価値があります。質，安全，効率は，追求的な価値です。翻って，ウェル・ビーイングは，探索的な価値となります。

要するに，良質なヘルスケア・サービスを，効率よく，患者や利用者に提供するためには，かかわる人々（従業員）が幸福であることが必要条件の一つになるということでしょう。幸福でない人々は，患者・利用者，かかわる人々を幸福にすることはなかなかかなわないでしょう。以上の意味合いから，今後のヘルスケア経営のバ

▌図11 ヘルスケア・サービスの価値と質の関係

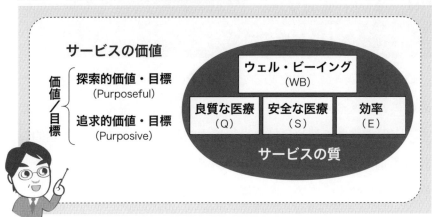

リューとして，幸福増進，ウェル・ビーイングを含める必然性があ
るのではないでしょうか。

　価値と目標には2種類あります。1つ目は，追求的価値・目標で
す。具体的な数値で示すことができ，多くの医療機関はそれらの達
成を追求します。例えば，平均在院日数，病床稼働率，院内発症褥
瘡件数，転倒・転落事故数など，枚挙にいとまがありません。2つ
目は，探索的価値・目標です。具体的な数値では表現できないもの
の，人にとって本質的に重要な事柄です。安らぎ，平穏さ，物語，
情緒，情念，幸福感，意味などが織りなすものです。言い方を変え
れば，キュア（治す）的なアプローチには，多くの場合，追求的価
値・目標が整合します。ケア（支える）的アプローチは，より探索
的価値・目標を志向することが多くなります。小澤医師が言うとこ
ろの「魂の輝き」をケアするとは，探索的価値・目標の真摯な発露
なのではないでしょうか。

組織行動変容のための
ニュー・ヘルスケア・マネジメント体系

　ここまでの議論をまとめると，**図12**のような組織行動変容のためのニュー・ヘルスケア・マネジメント体系を得ることとなります。実現すべき価値や目標には，追求的なものもあれば，探索的なものもあります。とかく，PDCA体系には追求的な価値や目標がフィットしやすいため，医療機関は，質，安全，効率を中心とした目標管理をしがちです。しかし，今後，バイオ・メディカル完全健康観からライフ・ソーシャル満足健康観へのシフトが進むにつれ，医療機関は，疾患を直すキュアというよりは，むしろ生き方（生命，人生，生活）を支えるケアに軸足を移さざるを得ないでしょう。

　最も下のレイヤーには，組織風土，組織学習，コンピテンシー，そして従業員のウェル・ビーイング（幸福感）を位置づけます。第2章で見たように，幸福な従業員を養成すること，あるいは従業員が瑞々しい幸福感を主観的に体感することは，多職種連携を促進します。また，多職種連携は組織学習の連続であり，多職種連携，時に調整を着実に進めることが組織学習を一層進めることになります。組織学習を進めることによって，従業員のコンピテンシー開発に資することにもなります。このように，組織の基底に横たわるパワーを豊かにすることが，多職種連携をより豊饒なものとしていきます。

　第4章で述べたMACEサイクルは，多職種連携というエンジンの潤滑油のようなものです。組織全体で，また，個々の専門職がミッ

図12 組織行動変容のためのニュー・ヘルスケア・マネジメント体系

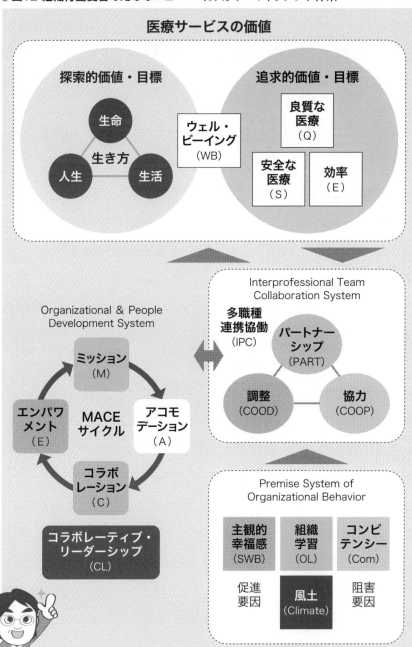

医療サービスの価値

探索的価値・目標

生命

生き方

人生　生活

ウェル・ビーイング（WB）

追求的価値・目標

良質な医療（Q）

安全な医療（S）　効率（E）

Organizational & People Development System

ミッション（M）

エンパワメント（E）　MACEサイクル　アコモデーション（A）

コラボレーション（C）

コラボレーティブ・リーダーシップ（CL）

Interprofessional Team Collaboration System

多職種連携協働（IPC）　パートナーシップ（PART）

調整（COOD）　協力（COOP）

Premise System of Organizational Behavior

主観的幸福感（SWB）　組織学習（OL）　コンピテンシー（Com）

促進要因　風土（Climate）　阻害要因

ションを肚に落とし，異見，つまり異なる意見や価値観を並立共存させるアコモデーションを進め，コラボレーションを進めましょう。その際には，気持ちや魂に響くエンパワメントがぜひとも必要となります。MACEサイクルを回す力は対話と相互承認から生まれます。

　そして，このサイクルをスパイラルアップしていくのがリーダーです。リーダーシップ理論には難解なものもたくさんありますが，多職種連携や組織学習のてこになるような行き方を，コラボレーティブ・リーダーシップと言います。第４章でも述べたように，コラボレーティブ・リーダーシップは，至極容易な行動をちょっと変えることから始まります。つまり，半径３ｍくらいの範囲で，他者の語ることに，心を清ませて耳を傾け，小さな力でもよいので他者を支え，元気づける。このようなことから始めます。

　さて，ここで思い出してほしいのが，多職種連携やチーム医療には，普遍的な機能があるということです。協力，調整，パートナーシップです。これらの働きは，ミッションを肚落ちさせる対話と相互承認，異なる意見を共存させるアコモデーション，みなで力を合わせるコラボレーション，隣人を元気づけ，勇気づけるエンパワメントによって，息を吹きかけられ，活き活きと躍動するのもです。**図13**に示すように，ここでもポジティブな群居感情を活性化するコラボレーティブ・リーダーシップが大切になってきます。つまり，ミッション→アコモデーション→コラボレーション→エンパワメントの循環サイクルをスパイラルアップしていくのが，コラボレーティブ・リーダーの役割となります。

　下部構造に目を転じてみましょう。最も基底に横たわるものは，組織風土です。基底に横たわるものなので，組織メンバー全員に対してある種の影響を与えます。第2章で見たとおり，多職種連携の促進要因も阻害要因も組織風土に淵源します。そして，その基底にはそれぞれの医療機関に特有の組織学習が埋め込まれています。組織学習を反映したものがコンピテンシーなので，コンピテンシーも組織の基底を成すものです。

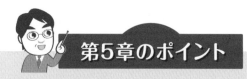

第5章のポイント

●病院，診療所，福祉施設，地域包括ケアシステムの究極の経営目標は，サービスの質，安全，効率と共に，ウェル・ビーイングの増大である。一般産業の会社組織と比べて，ヘルスケア組織では，早期に，経営目標のシフトが進みつつある。

●MACEサイクルを回すことにより多職種連携はスムーズかつ創造的に展開することができる。それが組織行動を変容させていく。MACEサイクルを駆動させるものが対話と相互承認である。

●健康観を，バイオ・メディカル完全健康観とライフ・ソーシャル満足健康観のスペクトラム（連続線）に位置づけることが肝要だ。

●これら2つの健康観は，それぞれの方向に拡張しつつあり，乖離は大きくなるだろう。

●以上を体系化したものが，組織行動変容のためのニュー・ヘルスケア・マネジメントである。多職種連携（チーム医療）の推進とは，ニュー・ヘルスケア・マネジメントの実践である。

あとがき

　本書では，多職種連携やチーム医療について，有用な可視化ツール（尺度）を紹介し，使用実例などを紹介しながら，いかに多職種連携をてこにして，組織行動を変容させていくのかに関する考え方，実例，方策，理論，モデルなどを中心に書き下ろしました。また，引用文献については参考文献，参考資料も各ページに配置しました。

　本書は，書き進むにつれ，共同研究をさせていただいている病院での心に残る対話，エピソードなども交えて書くという独特なスタイルになりました。研究者というよりは，むしろ著作家としては，量的研究というテーマだけでは物足りなさを感じてしまいます。おそらく，量的研究という行き方は，真理の一面をえぐり取りながらも，感情，情念，物語，意味といった人間性の機微というか，あやのようなものを，なかなか織り込むことができません。いや，だからこそ，量的研究，その一部である尺度研究の意味があるのかもしれません。

　リアルな病院のリアルな臨床現場や経営現場に立ち，いろいろな方々と雑談し，対話し，ファシリテーションすることが好きな筆者にとって，現場は，学ぶべきモチーフの宝庫であり，知的刺激が渦巻く磁場です。筆者のナラティブとも呼ぶべき病院長，看護部長，研究者との雑談，対話，エピソードを交えて書く方が，図らずも筆が進みました。

さて，知的好奇心旺盛な読者によっては，本書で紹介した尺度，資料，論文などに直接あたって探求したいという方もいるかもしれません。P.305に記したURLもしくはQRコードから筆者のホームページにある特設ページへアクセスすると，本書で紹介した資料，論文，研究ノート，日本語と英語の質問票，講演予定などが公開されています。

　コラボレーションを主題とする本書の出版は，実にさまざまな方々との自由闊達で融通無碍なコラボレーション抜きにはあり得ないことでした。国境，文化，地域，専門分野を越境する創造的なコラボレーションの上に本書は成り立ちました。共同研究者のキャロル・オーチャード（ウェスタン大学），ドーン・プレンティス（ブロック大学），藤谷克己，鈴木里砂（文京学院大学），市川香織，伊藤美香（東京情報大学），武村雪絵，木田亮平，石井馨子（東京大学），勝山貴美子（横浜市立大学），加納尚子（茨城県立医療大学），谷口優（国立環境研究所），佐藤洋，石川弥生（富士宮市立病院），坂本瑞江（JR札幌病院），山崎律子，奥田希世子（浜松市リハビリテーション病院），浅香えみ子（東京医科歯科大学病院），千葉美恵子（市立札幌病院），小澤竹俊（めぐみ在宅クリニック），長谷川敏彦（未来医療研究機構）の各氏には，本書の執筆にあたり，貴重な雑談や対話，アイデアやデータ等をシェアしていただきました。彼女，彼らとの気のおけない雑談や意味が横溢する対

話は，筆者にとってかけがえのない知的刺激の宝庫であり，本書執筆の原動力を惜しみなく提供してくれるものでした。

　そして，これら諸氏のさらに先には，直接タッチすることはなかったものの，何千人，何万人もの患者さん，家族の方々がいます。日総研出版の米山紀洋氏からは，本書の企画段階から，いろいろアドバイスをいただきました。本書にかかわっていただいたすべての方々に，記して感謝の意を表します。

※本書は科研費研究「多職種協働チームのヘルスケアサービスの質に対するインパクトの国際的実証研究」（研究課題/領域番号19K10491：研究代表者松下博宣）の研究成果として出版されました。

本書で紹介した資料，論文，質問票などのアーカイブ

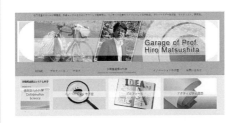

https://hironobu-matsushita.com/materials/

索　引

・・・・・・・・・・・・・・・ 著者略歴 ・・・・・・・・・・・・・・・

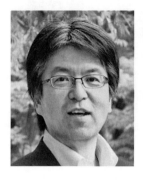

松下博宣

学校法人東京農業大学・東京情報大学
看護学部 教授

早稲田大学商学部卒業。コーネル大学大学院（Policy Analysis and Management, Sloan Program in Health Administration）修了。東京工業大学社会理工学研究科博士（学術）。会社経営，東京農工大学産業技術専攻（MOT）教授を経て，現在，東京情報大学大学院総合情報学研究科教授。専門分野は，健康医療管理学，人的資源マネジメント，アントレプレナーシップ＆イノベーション，システム科学，サービス科学。

多職種連携を推進するコラボレーション大全

2022年2月5日 発行　　第1版第1刷

著者：松下博宣ⓒ
まつした ひろ のぶ

企　画：日総研グループ

代　表　岸田良平

発行所：日総研出版

| 本部 | 〒451－0051 名古屋市西区則武新町3－7－15（日総研ビル）
☎(052) 569－5628　FAX (052) 561－1218 |

日総研お客様センター

名古屋市中村区則武本通1－38
日総研グループ縁ビル　〒453-0017

電話 0120-057671　FAX 0120-052690

[札　幌]☎(011)272-1821　　[仙　台]☎(022)261-7660　　[東　京]☎(03)5281-3721
[名古屋]☎(052)569-5628　　[大　阪]☎(06)6262-3215　　[広　島]☎(082)227-5668
[福　岡]☎(092)414-9311　　[編　集]☎(052)569-5665　　[商品センター]☎(052)443-7368

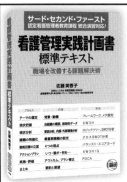

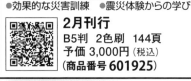

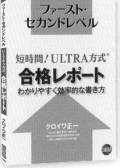